汉竹编著·健康爱家系列

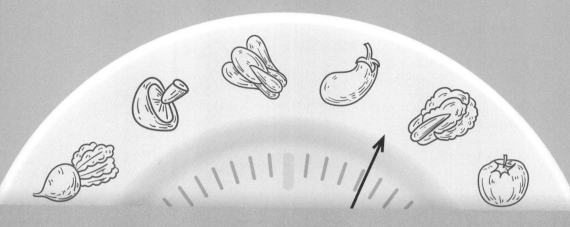

甲状腺养护：
生活+饮食

郭启煜 杨长春 / 主编

江苏凤凰科学技术出版社
全国百佳图书出版单位
·南京·

图书在版编目（CIP）数据

甲状腺养护：生活＋饮食 / 郭启煜，杨长春主编 . — 南京：江苏凤凰科学技术出版社，2021.11（2025.5 重印）
（汉竹·健康爱家系列）
ISBN 978-7-5713-2061-4

Ⅰ . ①甲… Ⅱ . ①郭… ②杨… Ⅲ . ①甲状腺疾病 – 食物疗法
Ⅳ . ① R247.1

中国版本图书馆 CIP 数据核字 (2021) 第 141800 号

中国健康生活图书实力品牌

甲状腺养护：生活＋饮食

主　　　编	郭启煜　杨长春	
编　　著	汉　竹	
责 任 编 辑	刘玉锋	
特 邀 编 辑	张　瑜　仇　双　薛莎莎	
责 任 设 计	蒋佳佳	
责 任 校 对	仲　敏	
责 任 监 制	刘文洋	

出 版 发 行	江苏凤凰科学技术出版社
出版社地址	南京市湖南路 1 号 A 楼，邮编：210009
出版社网址	http://www.pspress.cn
印　　　刷	南京新世纪联盟印务有限公司

开　　　本	720 mm×1 000 mm　1/16
印　　张	12
字　　数	240 000
版　　次	2021 年 11 月第 1 版
印　　次	2025 年 5 月第 12 次印刷

标 准 书 号	ISBN 978-7-5713-2061-4
定　　价	39.80 元

图书如有印装质量问题，可向我社印务部调换。

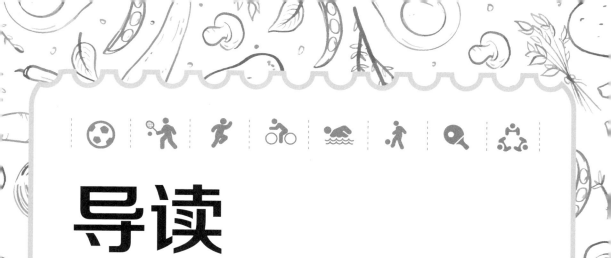

导读

查出甲状腺肿大要不要吃药？

甲状腺结节需要手术切除吗？

甲亢和甲减必须终身服药吗？

甲状腺疾病会遗传给孩子吗？

......

目前，甲状腺疾病的发病率是很高的，女性患病率又是男性的4~6倍。但是，甲状腺相关疾病的知晓率是非常低的，很多人是自己患了病或者周围有人患病后才开始听说并且关注这方面的疾病，也会经常有人因不懂而贻误病情或过度诊治。所以，大家应该多了解一些有关甲状腺疾病的常识，了解如何防治甲状腺疾病。

本书从介绍甲状腺出发，先让大家对甲状腺有一个初步的了解，再一步步深入到相关疾病上。本书讲述了6种常见的甲状腺疾病，如甲状腺结节、甲状腺炎、甲亢、甲减等，阐述了每种病的发病原因、症状以及分类，教大家选择用什么药物、食物可以延缓病情发展，再通过合理的运动、按摩、生活调养，尽可能帮助大家减轻不适。

希望本书可以帮助每一位读者了解更多关于甲状腺的知识，学到有用的养护甲状腺的方法，远离甲状腺疾病！

主　编： 郭启煜　杨长春

副主编： 左小霞　王　莉　何玉梅　陈　卓　胡　静　刘雪涛

编　委： 白　晶　段媛媛　冯　睿　李慧芳　李　蓉　刘明贺　林红兰
　　　　　 李　锋　马永升　王春彦　王文静　徐晶晶　赵海滨

甲状腺疾病常见误区解答

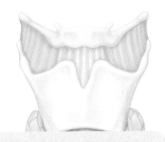

误区一：患了甲状腺疾病就要补碘

甲状腺是人体内一个很重要的内分泌器官，甲状腺分泌甲状腺激素对人体各组织器官都有一定影响。碘是合成甲状腺激素的重要元素，碘缺乏会对甲状腺功能产生不良影响，引起甲状腺疾病，但并不是所有的甲状腺疾病都是碘缺乏引起的，碘过量也会导致甲状腺功能出问题。所以，不能盲目地补碘，要根据疾病类型来分辨是否需要补碘。

误区二：加碘盐会导致甲状腺癌

碘是合成甲状腺激素的原料，缺碘会导致甲状腺肿，补碘过度也可能引起甲状腺结节发生，过量摄入加碘盐存在一定风险，正常摄入不导致甲状腺癌。

误区三：查出甲状腺结节应尽早切除

临床统计表明，大约95%的甲状腺结节为良性，恶性仅占5%左右。一旦发现甲状腺结节，应找专科医生进行一些相关检查以判断此甲状腺结节是良性还是恶性，从而给予正确的治疗选择，如药物、手术或是密切随诊观察，并不是所有的甲状腺结节都要"一刀切"。还要提醒大家注意的是，恶性结节应尽早手术治疗。

误区四：甲状腺结节钙化就是甲状腺癌

甲状腺结节钙化是怀疑可能有癌变的可能，但不一定就是甲状腺癌，是否为癌变要根据钙化的情况进一步判断。一般粗钙化多提示为良性结节；微钙化发生恶性肿瘤的可能性较大，应尽早去医院配合治疗。

误区五：病情好转，甲减患者就可以自行减药或停药

甲减患者能否停药主要取决于甲减的病因，桥本甲状腺炎、放射性 ^{131}I 治疗后、甲亢手术后、先天性甲状腺不发育或发育不全等引起的甲减绝大多数是永久性的，需要终身服药；而药源性甲亢、亚急性甲状腺炎、产后甲状腺炎等引起的甲减一般是暂时性的（少数患者例外），大多可以停药。具体到每一个患者，是否可以停药或者减药，切勿自作主张，一定要听从医生的建议。

误区六：甲亢比甲减好治

临床上，甲亢不管是 ^{131}I 治疗还是手术治疗，大多数以转变成甲减为治疗结果。也有些人听医生提过，甲亢比甲减好治。其实不能一概而论，而是要根据个人病情来判断。

甲亢会提高身体代谢，对器官耗损较大，所以治疗较为复杂，病情容易反复。而甲减的治疗方案较为简单，替代治疗到甲状腺功能正常以后，基本上多是随诊观察，微调甲状腺激素的用量即可。但从治愈角度来说，甲亢存在治愈概率，而甲减需要终身服药，所以要辨证分析。

误区七：得了甲亢就一定会消瘦

一般而言，得了甲亢会使身体新陈代谢加快，从而出现食欲大增却身体消瘦的情况，所以很多人认为得了甲亢就一定会消瘦。其实，也存在患了甲亢体重不减反增的情况，这是因为有的患者患甲亢初期，分解代谢没有超过合成代谢，短时期内造成体重上升。另外，甲亢患者需要服用药物来抑制甲状腺激素合成，当服用量大或时间较长时，可能会导致代谢变慢，造成肥胖。因此，并不是得了甲亢就一定会消瘦。

误区八：对甲状腺结节不在乎

有些人患甲状腺结节后觉得，没有任何症状，就不去医院检查，这是十分不可取的。一般情况下，体检发现甲状腺结节一定要定期到医院进行复诊，判断结节的性质和发展，以免贻误病情。

甲状腺疾病常见问题解答

问题一：为什么甲状腺会长结节？

甲状腺结节通俗点讲就是甲状腺里长了小肿块。这是一种非常常见的疾病，很多原因可以引起此病，比如有甲状腺炎史、食物或药物中碘摄入量过多、长期接触放射性物质、家族中有典型的遗传倾向等。

问题二：甲亢不及时治疗会有什么后果？

甲亢是甲状腺功能亢进引起甲状腺激素分泌过多导致的，患有甲亢的患者神经系统兴奋，身体代谢旺盛，可能会引起心跳加快、脖子肿大、突眼等问题，及时就医，配合治疗，一般预后良好。若患了甲亢不及时治疗，可能会导致症状加重，出现甲亢性心脏病、高血压等，更严重的还可能会出现心力衰竭。如果患了甲亢，一定要及时就医，避免对身体造成更大的损害。

问题三：如何判断甲状腺结节是良性还是恶性？

甲状腺结节可分为良性结节和恶性结节，一般良性结节占大多数，恶性结节相对较少，但是良性结节也存在恶变的可能。怎么判断甲状腺结节是良性还是恶性，可以参考以下几点：1.质地软硬。一般良性结节质地偏软，恶性结节质地偏硬。2.边界是否清晰。一般良性结节边界较为清晰，恶性结节边界比较模糊。3.生长速度。一般良性结节不会突然变大，如果结节突然生长变大，就要考虑是否为恶性结节。当然，判别良性结节与恶性结节最重要的还是要去医院做相关检查。

问题四：桥本甲状腺炎能治好吗？

桥本甲状腺炎是一种非感染性自身免疫性疾病，大多不需要治疗。临床治疗的目的主要是针对甲减、甲亢和较大的甲状腺肿。仅有甲状腺肿大，无甲减者一般不需要治疗，定期检查即可。出现甲减者，给予甲状腺素替代治疗，一般需要终身用药。出现甲亢者，要去正规医院就诊治疗。

问题五：甲状腺癌是绝症吗？

很多人谈癌色变，认为癌症就是绝症，但甲状腺癌大多恶性程度低，尚处发病早期的癌症是完全可以控制，甚至治愈的，分化型甲状腺癌就属于这种情况。由于分化型甲状腺癌占甲状腺癌比重的90%还要多，而这种癌预后比较好，如果早期发现早期处理的话，几乎可以达到根治的效果，所以，患了甲状腺癌千万不要灰心。

问题六：心理因素与甲状腺疾病有什么关系？

甲状腺是人体最大的内分泌器官，分泌甲状腺激素，对人体的精神和情绪都有重要作用。若甲状腺功能出了问题，会引起甲状腺激素分泌异常，不仅对身体有伤害，对患者的心理和精神也不利。反之，一般心理压力大，情绪状态不佳的人也更容易患甲状腺疾病。

问题七：甲状腺疾病会遗传吗？

甲状腺疾病有很多种，没有严格意义上的遗传，但是部分疾病存在一定的遗传倾向。比如甲亢，如果孕妈妈患有甲亢，就有可能将疾病的基因遗传给孩子，但是也不要过于焦虑，这并不意味着一定会发病。孕妈妈应遵医嘱，积极控制病情。

问题八：为什么会发生产后甲状腺炎？

产后甲状腺炎是发生在产后的一种自身免疫性甲状腺炎，一般认为是患者本身存在隐性的自身免疫性甲状腺炎，而妊娠作为诱因促进了疾病发展，其病程与无痛性甲状腺炎类似，区别是发生在妊娠后。

目录

第一章
预防甲状腺疾病，从了解甲状腺开始

第二章
这样做，预防甲状腺疾病

第三章
防治甲状腺结节，降低患癌风险

第四章
防治甲亢，让甲状腺不再亢奋

第五章
防治甲减，让甲状腺恢复正常活力

第六章
防治甲状腺肿，消肿止痛防并发症

第七章
防治甲状腺炎，消除炎症防复发

第八章
防治甲状腺癌，早发现早治疗

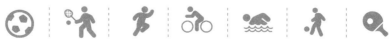

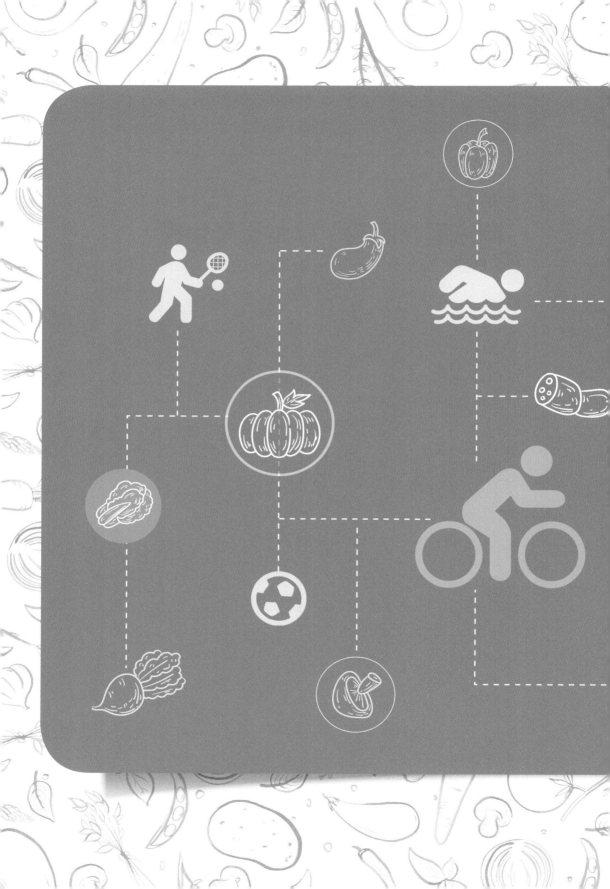

第一章
预防甲状腺疾病，从了解甲状腺开始

　　随着甲状腺疾病的发病率不断攀升，甲状腺健康问题逐渐走进人们的视野，越来越多的人开始重视甲状腺的养护。想要防治甲状腺疾病，首先要了解甲状腺。甲状腺是人体最大的内分泌腺，主要作用是合成、储存和分泌甲状腺激素。甲状腺激素可以促进机体新陈代谢，维持机体的正常生长发育，对于骨骼和神经系统的发育有较大的影响。

甲状腺是人体最大的内分泌腺

甲状腺位于人体颈部前方，紧贴着气管的第三、第四软骨环前面的位置，即位于喉下部、气管上部前侧的软组织内。

甲状腺由中央的峡部和左、右两个侧叶构成，两个侧叶各自的宽度为2~2.5厘米，高度为4~5厘米，峡部宽度约为2厘米，高度也约为2厘米，整体呈英文字母"H"的形状，平面外观似蝴蝶，也如遁甲，因此而得名。甲状腺会随着人体吞咽动作上下活动，一般成人甲状腺重量为20~40克，女性比男性的稍大一些，老年人的甲状腺会有轻微的缩小，而经期或孕期女性的甲状腺则会稍微增大。

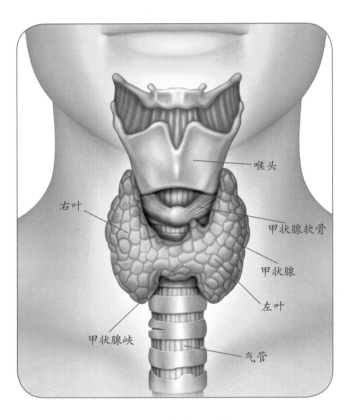

正常情况下，由于甲状腺很小、很薄，因此在颈部既看不到亦摸不到，如果在颈部能摸到甲状腺，即使看不到，也认为是甲状腺发生了肿大。

甲状腺的作用

甲状腺是非常重要的内分泌器官，主要作用是合成、储存及分泌人体所需的甲状腺激素，调节身体的代谢。故甲状腺有"人体发动机"之称。

甲状腺激素的作用

甲状腺激素对机体的代谢、生长发育、组织分化及多个系统、器官的功能都有重要的影响，甲状腺功能紊乱将会导致多种疾病的发生。

促进生长发育：甲状腺激素是人类生长发育必需的物质，可在婴儿时期促进人体的生长、发育及成熟，主要是促进骨骼、大脑和生殖器官的生长发育。

当甲状腺激素分泌不足或分泌过量时，身体与智力的发育都会受到影响，还可能引起某些疾病，比如由于甲状腺激素分泌不足而导致的呆小病，患者会表现出不同程度的呆傻症状，轻者不能像同龄儿童那样正常上学，重者生活不能自理。

促进代谢作用：1.产热效应。甲状腺激素可使绝大多数组织的耗氧量和产热量增加，也能增加其活力。甲状腺功能亢进时，机体产生的热量增加，基础代谢率增高，人的体温会偏高，患者表现出喜凉怕热的特征；甲状腺功能低下时，机体产生的热量减少，基础代谢率降低，人的体温会偏低，患者表现出喜热怕寒的特征。2.对蛋白质、糖和脂肪代谢的影响。甲状腺激素能促进蛋白质合成，特别是能使骨、骨骼肌、肝等的蛋白质合成明显增加，有助于幼儿的生长、发育；甲状腺激素能促进小肠黏膜对糖的吸收，增强糖原的分解能力，抑制糖原的合成，还能促进外周组织对糖的利用；甲状腺激素可促进脂肪酸氧化，增加儿茶酚胺与胰高血糖素对脂肪的分解作用，既可以促进胆固醇的合成，又能加速胆固醇的降解。

提高中枢神经系统的兴奋性：甲状腺激素能够提高中枢神经系统的兴奋性，加强和调控其他激素，起到加快心率、加强心缩力和增加心输血量等作用。

甲状腺激素都有哪些

甲状腺分泌的甲状腺激素主要包括四碘甲状腺原氨酸（又称甲状腺素，简称 T_4）和三碘甲状腺原氨酸（简称 T_3）。这两种激素在血清中大部分都与甲状腺素结合球蛋白（TBG）等结合，因此血清中的甲状腺激素分为游离和结合两种状态。血清总甲状腺素（TT_4）和血清总三碘甲状腺原氨酸（TT_3）是血清中与 TBG 等结合的 T_4、T_3 与游离甲状腺素（FT_4）、游离三碘甲状腺原氨酸 FT_3 之和。FT_4、FT_3 分别是指血清中游离的 T_4、T_3。T_3 为主要发挥生物活性的甲状腺激素，10%~20% 的 T_3 由甲状腺合成和释放，80%~90% 来自于周围组织 T_4 脱碘转化。血清中大多数（99.7%）的 T_3 为 TT_3，仅少数（0.3%）处于 FT_3 状态。

甲状腺激素的储存、释放

甲状腺由许多大小不等的腺泡组成，腺泡腔内充满了腺泡上皮细胞的分泌物——胶质。胶质的主要成分就是含有甲状腺激素的甲状腺球蛋白。因此，甲状腺激素主要是以胶质的形式储存在腺泡腔内。在促甲状腺激素（TSH）的作用下，腺泡细胞把腔内的胶质移入细胞内，在细胞内把甲状腺球蛋白水解，形成游离的 T_4 和少量的 T_3，分泌入血。

促甲状腺激素的作用

促甲状腺激素（TSH）的主要功能是控制、调节甲状腺的活动，在维持正常甲状腺功能中起重要的调节作用。

促甲状腺激素，顾名思义，其主要是促进甲状腺分泌甲状腺激素的，甲状腺激素（T_3 和 T_4）的合成和分泌主要受促甲状腺激素（TSH）的控制。当血液中的甲状腺激素不足时，就会使得促甲状腺激素的分泌增多，从而促进甲状腺激素的合成与分泌；当血液中存在过多的甲状腺激素时，就会使得促甲状腺激素的分泌减少，从而抑制甲状腺激素的合成与分泌。

在做血清学化验检查时，促甲状腺激素是诊断甲状腺功能亢进和甲状腺功能低下的重要指标。

甲状腺激素的合成和分泌是如何调节的

甲状腺激素的合成和分泌主要受下丘脑－腺垂体－甲状腺轴的调节，此外，甲状腺还存在一定程度的自身调节能力，并受交感神经活动的影响。

下丘脑－腺垂体－甲状腺轴：下丘脑和腺垂体都是人体内重要的内分泌器官，下丘脑通过分泌促甲状腺激素释放激素（TRH）来促进腺垂体分泌促甲状腺激素（TSH），而 TSH 又可以促进甲状腺释放甲状腺激素。而当血中游离的甲状腺激素浓度增高时，机体又会抑制腺垂体分泌 TSH，从而维持甲状腺功能的稳定。甲状腺激素分泌减少时，TSH 分泌会增加，促进甲状腺滤泡代偿性增大，以补充合成甲状腺激素，以供给机体的需要。

自身调节：甲状腺功能的自身调节，是一种缓慢的调节机制，它是指在没有神经和体液因素影响的情况下，甲状腺自身可根据血液中碘的含量来调节甲状腺激素的分泌。血液中碘含量增高时，甲状腺摄取和浓缩碘离子的能力下降，而血液中碘含量降低时，甲状腺的摄碘能力又会增加，从而使甲状腺合成的激素量保持在一定的范围内。

交感神经的作用：交感神经兴奋时，甲状腺激素合成会增加。

甲状腺影响全身健康

甲状腺位于颈部甲状软骨下方，气管两旁，是成年人最大的内分泌腺，属于内分泌器官。人类的甲状腺形似蝴蝶，犹如盾甲，故以此命名。俗话说"甲状腺虽个头不大，但压力不小，一旦不堪重负，便会出现各种问题"。若甲状腺出现异常，几乎全身器官都会受牵连，好似蝴蝶效应一般。因此，守护好甲状腺，才能更好地维持我们的生命健康。

对神经系统的影响： 甲状腺激素不但影响中枢系统的发育，对已分化成熟的神经系统活动也有作用。正常情况下，神经系统平静、规律工作。当甲状腺功能低下时，中枢神经系统兴奋性降低，表现为抑郁、懒言少语、神情呆滞、意志消沉、记忆力减退、终日思睡、淡漠、说话和行动迟缓等。反之，当甲状腺功能亢进时，中枢神经系统的兴奋性增高，表现为注意力不易集中、敏感多疑、多愁善感、喜怒失常、烦躁不安、失眠或多梦等。

对骨骼的影响： 甲状腺激素对人体骨骼的发育有十分重要的作用，与生长激素共同作用促进骨骼正常生长。甲状腺可增加骨钙转换，促进骨的形成和吸收，尤其是在幼儿期尤为明显。当儿童甲状腺激素分泌不足时，可能会导致骨骺的闭合延迟，影响孩子生长发育。甲状腺激素长期分泌过多，也有可能会导致骨质疏松，严重时可能会出现高钙血症等病症。

对造血功能的影响： 正常的甲状腺激素水平可以维持正常的造血功能。若甲状腺激素缺乏，会使骨髓组织氧化减慢，造血能力下降，可能会引起贫血。由甲状腺激素分泌异常引起的造血功能紊乱，需要对甲状腺激素的状态进行调整。

对心血管的影响： 若甲状腺激素分泌异常，会影响心血管系统正常生理功能。甲状腺激素分泌过多，代谢亢进，心血管对儿茶酚胺的敏感性增强，会引起心血管兴奋性增高，心率加快；反之，甲状腺激素分泌不足，会导致心血管兴奋性降低，心率减慢。甲状腺激素对维持心血管功能正常有重要作用。

对新陈代谢的影响： 甲状腺激素有促进新陈代谢的作用，影响着人体中重要物质的代谢，从而促进身体的生长发育。如果甲状腺功能出现问题，导致甲状腺激素分泌异常，会对人体代谢造成很大的影响。若甲状腺激素分泌过多，可能会使人体内蛋白质大量分解，导致消瘦无力，还会促进对糖的吸收，导致血糖升高；若甲状腺激素分泌不足，代谢会变慢，导致人体代谢脂肪和胆固醇的速度变慢，容易出现血脂异常。

对消化系统的影响： 甲状腺激素可影响胃肠蠕动。甲状腺功能亢进，激素分泌过多，会加快胃肠蠕动，出现容易饥饿、排便次数增多、明显消瘦等情况。反之，甲状腺激素分泌不足时，会使胃肠蠕动减慢，可能会导致食欲不振、便秘等情况，虽然吃得不多，但体重增加。

对内分泌及生殖系统的影响： 甲状腺激素可促进激素代谢，如果患有肾上腺功能不全，再加上甲状腺功能异常，会导致肾上腺功能不全加重。甲状腺激素异常对生殖系统也有影响，青少年甲状腺激素分泌不足，可能会影响性腺发育，从而导致发育延迟。女性甲状腺激素分泌不足，可能会导致月经紊乱、不排卵；甲状腺激素分泌过多，可能会导致闭经。男性甲状腺激素分泌不足或过多，都可能会导致阳痿。

对呼吸系统的影响： 甲状腺肿大到一定程度，压迫气管，可能会导致呼吸困难。甲状腺激素严重缺乏时，呼吸中枢对缺氧和高碳酸血症兴奋性降低，也会导致呼吸功能不良。

了解甲状腺检查项目

物理检查

通过医生的视诊、触诊和听诊，可以明确甲状腺是否肿大，是否有结节，并了解肿块和结节的质地、活动度等。

视诊

观察甲状腺的大小和对称性。在明亮的光线下，被检查者取舒适坐位，检查者立其前面及侧面观察被检查者颈部，嘱咐被检查者做吞咽动作，可见甲状腺随吞咽动作而移动。如不易辨认，再嘱咐被检查者两手放于枕后，头向后仰，再进行观察。

触诊

触诊比视诊更能明确早期甲状腺的轮廓及病变性质。触诊包括对甲状腺的峡部和侧叶的检查。检查峡部时，检查者站于被检查者前面，用指腹从胸骨上切迹向上触摸，可感到气管前软组织即峡部，判断有无增厚，再让被检查者做吞咽动作，可感觉到该软组织在手指下滑动，判断有无增大及肿块。检查侧叶时，检查者一手拇指施压于一叶甲状软骨，将气管推向对侧，另一手食指、中指在对侧胸锁乳突肌后缘向前推挤甲状腺侧叶，拇指在胸锁乳突肌前缘触诊，配合吞咽动作，重复检查，可触及被推挤的甲状腺，同样方法检查另一叶甲状软骨。

甲状腺肿大分为三度：Ⅰ度，不能看出肿大但能触及者；Ⅱ度，能看到肿大又能触及但在胸锁乳突肌内者；Ⅲ度，超过胸锁乳突肌外缘者。在甲状腺功能亢进、单纯性甲状腺肿、慢性淋巴细胞性甲状腺炎等疾病发生时甲状腺都可能肿大。

如触诊到甲状腺肿块，需详细描述肿块的大小、位置（左叶、右叶或是峡部，上极、中极、下极）、质地（软、中、硬）、边界（是否清晰）、活动度等情况。

听诊

甲状腺不肿大时无须听诊，当触及甲状腺肿大时，直接将钟形听诊器放在肿大的甲状腺上，如听到低调的连续性血管杂音，对甲状腺功能亢进症的诊断有很大帮助。

甲状腺功能检查

甲状腺功能检查，是一种通过抽血化验进行的功能检查。它与甲状腺彩超一起，是甲状腺功能的两项基础检查。甲状腺功能检查主要包括 TT_3、TT_4、TSH、FT_3、FT_4、TGAb、TPOAb、TRAb。我们平时说的甲功三项、甲功五项、甲功八项等，就是选取其中的几项重要数值进行检查。

英文名	中文名	变化	变化分析
TSH	促甲状腺激素	增高或降低	·增高：原发性甲减、垂体 TSH 瘤、亚急性甲状腺炎恢复期、亚临床甲状腺功能减退、慢性淋巴细胞性甲状腺炎等 ·降低：甲亢、亚临床甲亢、第三性（下丘脑性）甲减、库欣综合征、肢端肥大症等
TT_3	血清总三碘甲状腺原氨酸	增高或降低	·增高：甲亢、T_3 型甲亢、高 TBG 血症、医源性甲亢、甲亢治疗中及甲减早期 TT_3 呈相对性增高、亚急性甲状腺炎等 ·降低：甲减、低 T_3 综合征、低 TBG 血症等
FT_3	游离三碘甲状腺原氨酸	增高或降低	·增高：甲亢、T_3 型甲亢、甲状腺激素不敏感综合征、结节性甲状腺肿等 ·降低：甲减、低 T_3 综合征、甲亢治疗中、药物（糖皮质激素、多巴胺等）
TT_4	血清总甲状腺素	增高或降低	·增高：甲亢、T_4 型甲亢、高 TBG 血症、亚急性甲状腺炎、甲状腺激素不敏感综合征、药物（胺碘酮、造影剂等） ·降低：甲减、地方性甲状腺肿、低 TBG 血症、慢性淋巴细胞性甲状腺炎早期等
FT_4	游离甲状腺素	增高或降低	·增高：甲亢、T_4 型甲亢、甲亢危象、甲状腺激素不敏感综合征、无痛性甲状腺炎、低 T_3 综合征、药物（胺碘酮）、非甲状腺疾病 ·降低：甲减、亚临床甲减、甲亢治疗中、肾病综合征、药物（糖皮质激素等）

（续表）

英文名	中文名	变化	变化分析
TPOAb	甲状腺过氧化物酶抗体	升高或阳性	·诊断桥本氏甲状腺病（HT）和毒性弥漫性甲状腺肿（Graves） ·预测孕妇产后甲状腺功能障碍的发生，阳性者易出现甲减 ·对可疑甲减患者，若 TPOAb 升高，有助于原发和继发甲减的鉴别 ·产后甲状腺炎，萎缩性甲状腺、部分结节性甲状腺肿患者，某些自身免疫性疾病可见 TPOAb 升高
TGAb	抗甲状腺球蛋白抗体	升高或阳性	·慢性淋巴细胞性甲状腺炎阳性率约 80% ·Graves 病阳性率约 60% ·非甲状腺疾病如类风湿、系统性红斑狼疮等有一定阳性率
TRAb	促甲状腺激素受体抗体	阳性	·Graves 阳性率达 90% 以上 ·预测新生儿甲状腺功能亢进，TRAb 可通过胎盘进入胎儿体内，引起新生儿甲状腺功能亢进 ·抗甲状腺药物监测：治疗后 TRAb 逐渐下降，治疗有效 ·甲亢患者 TRAb 阳性且滴度较高，提示抗甲状腺药物效果不佳，停药后易复发

小贴士

甲状腺自身抗体检查

需要注意的是，TPOAb、TGAb、TRAb 又叫甲状腺自身抗体检查。甲状腺抗体指的是甲状腺病人血清中常见的一种免疫球蛋白，包括抗甲状腺过氧化物酶抗体（TPOAb）、甲状腺球蛋白抗体（TGAb）、促甲状腺激素受体抗体（TRAb）。TPOAb 和 TGAb 是诊断自身免疫甲状腺疾病的主要依据，TRAb 可作为诊断 Graves 病的重要依据。

甲状腺核素扫描检查

甲状腺核素扫描检查，即 ECT 检查，是利用正常甲状腺组织有很强的摄取和浓集碘能力的特点，注射（或口服）一定量的同位素 ^{131}I，通过显像仪器对甲状腺进行扫描，得到同位素 ^{131}I 被甲状腺吸收后的图像。

放射性药物进入人体后，会在脏器内、外及病变部位和正常组织之间形成放射性浓度差异，检测这种放射性浓度差异是判断疾病的一种方法。

正常人的甲状腺摄 ^{131}I 率随时间延长逐渐上升，20 小时达到高峰。一般认为正常参考值：2 小时，10%~25%；24 小时，20%~65%。主要应用于甲亢、亚急性甲状腺炎、甲减和单纯性甲状腺肿的诊断和鉴别诊断；也可应用于甲状腺癌手术后残余甲状腺组织的摄碘能力的评估，为甲状腺癌 ^{131}I 治疗做准备。通过甲状腺核素扫描显示甲状腺的位置、大小、形态及放射性分布状况，从而了解组织形态，有无肿大或异位，肿大的甲状腺或其结节对 ^{131}I 吸收和浓缩的程度及密度如何。所以 ECT 检查既能关注甲状腺功能，又能关注甲状腺的结构，也就是说此项检查可以对甲状腺的功能和结构同时作出评判。

甲状腺摄 ^{131}I 率的正常范围及甲亢、甲减的诊断标准

标准	2 小时	4 小时	24 小时	峰时（小时）
正常甲状腺摄 ^{131}I 率	10%~25%	20%~40%	25%~65%	24
甲亢标准	> 25%	> 45%	> 65%	≤ 24
甲减标准	< 10%	< 20%	< 25%	

影响甲状腺摄 ^{131}I 率的因素有哪些？

由于甲状腺摄 ^{131}I 率主要反映碘的代谢过程，故凡是影响碘吸收代谢的食物和药物均可影响检查的准确性。其因素如下：含碘食物（如海带）、含碘药物（如复方碘溶液）、含溴类药物（三溴片）、甲状腺激素（如 T_4、T_3、FT_3、FT_4）、抗甲状腺药物（如甲巯咪唑、丙硫氧嘧啶）、含碘中药（如夏枯草、黄药子、昆布等）。

影像学检查

超声检查

　　超声检查是基于超声波的反射、折射等传播特性，通过与人体组织的相互作用来进行病理诊断的一种临床检查方法。通过超声检查，可对甲状腺肿块和结节的位置、大小、性质等进行估测和分析。

　　甲状腺的超声检查一般选用高频线阵探头，频率在7.5~12赫兹，有利于较为表浅的甲状腺及其病变的显示，如果甲状腺过于肿大或者甲状腺结节位置较深，用高频探头无法显示时，可适当调低频率，或换用较低频的线阵探头及低频凸针探头，通过调节图像大小、焦点位置等以清晰、完整地显示甲状腺及其病变。

CT 检查

　　CT 通过 X 线束对人体进行断层扫描，经过电脑处理成像，从而来观察病变部位。

优点

★ 对甲状腺占位压迫气管、食道以及向胸骨后延伸等情况和有无颈部淋巴结肿大的判断优于其他影像检查。

- - - - - - - - - - - - - - - - - - - -

★ 通过增强扫描更能反映占位内部供血情况，还能观察肿瘤与颈部血管的关系，是诊断甲状腺疾病的重要检查方法。

- - - - - - - - - - - - - - - - - - - -

缺点

★ 对5毫米以下的病灶显示不清。

- - - - - - - - - - - - - - - - - - - -

★ 对伴有甲亢的甲状腺肿瘤患者，因为不能用含碘的造影剂而不能进行增强扫描，所以使病变的定位受到限制。

- - - - - - - - - - - - - - - - - - - -

不宜做CT检查人群

★ CT 有辐射，孕妇不宜进行 CT 检查。

- - - - - - - - - - - - - - - - - - - -

★ 对碘对比剂过敏者、严重脏器功能衰竭者不宜做增强 CT 扫描。

- - - - - - - - - - - - - - - - - - - -

磁共振（MRI）检查

磁共振检查是应用磁共振的现象产生磁共振信号而形成图像的核磁检查，主用于查看肿瘤及其转移情况。

优点

★ 对软组织分辨率高，能准确估计病灶的位置、大小、范围、是否有淋巴结转移以及与周围组织器官的关系等，对诊断甲状腺疾病具有高度敏感性。

★ 能更好地显示微小病灶。

★ 能多方位成像，更易于发现转移的淋巴结。

★ 增强造影剂不含碘，甲亢患者的检查不受限制。

缺点

★ 对钙化不敏感，而微钙化是甲状腺癌的重要特征表现。

★ 扫描时间较长，患者若不能配合，吞咽动作频繁，就会导致图像伪影明显。

★ 检查费用较高。

不能做 MRI 检查人群

★ 体内装有金属异物的人，比如金属心脏起搏器、金属避孕环、金属假肢等。

★ 需要监护设备的危重症患者、不能自主配合完成检查者。

甲状腺细胞学检查

甲状腺细胞学检查即通过活检，穿刺抽吸提取细胞，看甲状腺细胞状况，来确定甲状腺肿块性质，结合临床病史及其他实验室检查结果，直接提出疾病的诊断，对许多甲状腺疾病具有可靠的诊断价值。

主要用于甲状腺结节的诊断和鉴别诊断。可鉴定甲状腺结节的良性、恶性，鉴别桥本氏甲状腺病、毒性弥漫性甲状腺肿、单纯性甲状腺肿等疾病，但对滤泡性结节、滤泡性腺瘤及滤泡性癌的鉴别诊断有一定的难度。

注意事项：

1. 可遵医嘱在穿刺前停用阿司匹林或其他影响凝血功能的药物数天。

2. 穿刺时，应保持身体不动，以免发生危险。

3. 穿刺 6 小时后，在医生在允许下可少量饮水和吃清淡食物，不要剧烈运动，注意休息。

甲状腺疾病的高发人群

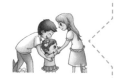

家族有甲状腺疾病者

遗传性甲状腺疾病使得家族有甲状腺疾病患者人群成为甲状腺疾病高危人群，有些甲状腺疾病往往会带有遗传性，呈现出家族性特征，例如甲亢。

女性群体

女性患有甲状腺疾病的概率高于男性。随着女性甲状腺疾病患者的人数不断攀升，女性已经成为甲状腺疾病的高发人群。患者常出现内分泌紊乱、月经不正常乃至有停经的现象，严重者还会导致不孕不育。青春期、妊娠期、更年期等几个阶段是女性患甲状腺疾病的高发时期，尤以怀孕和分娩后的女性较为常见。

缺碘、多碘者

缺碘、多碘可以由先天因素和后天因素影响，这里所指的缺碘、多碘者一般是指那些因后天因素而致病的人群。

在高原、山区的居民因生活中缺碘，往往成为主要的缺碘人群，很容易引发甲减、地方性甲状腺肿等疾病；而居住在沿海地区的居民因为生活中碘含量充足，往往容易因摄入碘过多而导致甲亢、甲状腺肿大等疾病。缺碘、多碘都易引发相应的甲状腺疾病。

压力大、情绪差的人群

现代人常伴随熬夜、饮食不规律等不良习惯。然而，不规律的作息又会对人的精神、情绪状况有影响，如此恶性循环，可能会导致甲状腺疾病，对身体伤害非常大。

自身免疫缺陷的人群

相对来说，自身免疫缺陷的人患甲状腺疾病的风险会增大，往往会同时患有自身免疫性疾病和甲状腺疾病。

有某些药物服用史、辐射接触史的人群

常服用治疗慢性病药物的患者，可能会因为药物含有甲状腺激素而诱发药源性甲状腺疾病；或因为药物含碘，长期使用导致碘含量过多，引发甲亢等。

从事放射线接触工作且疏于防护的人、需要肿瘤放射治疗的人，也容易使甲状腺受到影响。

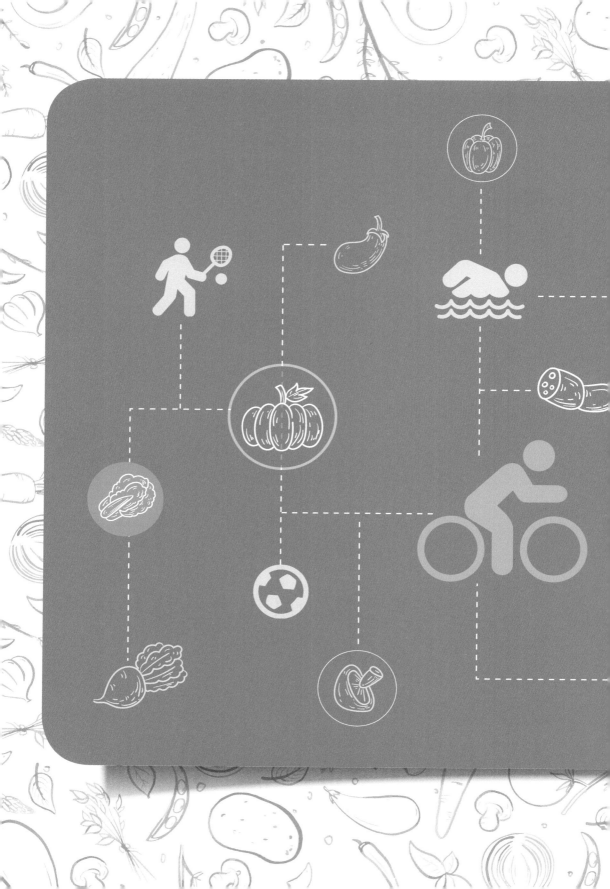

第二章

这样做，
预防甲状腺疾病

疾病的产生和生活的方方面面都有一定的关系，甲状腺疾病也不例外。可能有的人是碘摄取过多或过少导致，而有的人是心理压力太大导致，无论是哪方面的原因，一旦患病，就要开始重视生活调养了。而这其中，饮食调养又是重中之重。

平衡膳食是预防甲状腺疾病的基础

　　人体必需的营养素众多，这些营养素需通过摄取食物来满足人体需要。如何选择食物的种类和数量来搭配？这就要以平衡膳食为原则。按照合理比例，广泛摄入各类食物，包括谷薯类、动物性食物、蔬菜和水果、豆类制品、奶类制品和油脂，才能保证营养均衡，满足人体对各种营养的需求。

　　谷薯类食物是碳水化合物的主要来源，为人体提供能量，能够增强体质，提高对甲状腺疾病的抵抗能力。动物性食物、豆类制品和奶类制品通常富含蛋白质，对调节人体生理活动，增强机体免疫力有重要作用，有助于提高防病、抗病的能力。蔬菜、水果富含维生素，对甲状腺疾病有较为重要的防治作用，比如维生素 A 对甲亢、甲状腺肿等有辅助治疗作用；维生素 C 对甲状腺结节的疗愈有一定的作用。

油脂主要来自于各种动物性食物和食用油，是人体内能量供应的重要的储备形式。除此之外，各类食物会因生长环境和特性不同，而含有各种人体必需微量元素，比如硒、钙、钾、镁、铁等，这些微量元素对维持人体健康有重要的作用。因此，要想预防甲状腺疾病，平衡膳食也是至关重要的。

盐 < 6 克 / 天
油 25~30 克 / 天

奶及奶制品 300 克 / 天
大豆及坚果类 25~35 克 / 天

畜禽肉 40~75 克 / 天
水产品 40~75 克 / 天
蛋类 40~50 克 / 天

蔬菜类 300~500 克 / 天
水果类 200~350 克 / 天

谷薯类 250~400 克 / 天
全谷物和杂豆 50~150 克 / 天
薯类 50~100 克 / 天

水 1 500~1 700 毫升 / 天

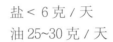
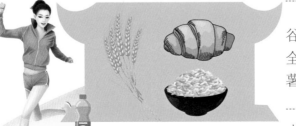

居民平衡膳食宝塔图（2019）

热量和体重

由于甲亢患者基础代谢率较高，疾病初期需要增加热量的摄入，特别是碳水化合物的摄入要充足，以防止体重进一步减轻，通过饮食配合治疗，使患者的体重逐步趋于正常的标准。

甲减患者基础代谢率相对低下，一般怕冷恶寒，故应供应适量的高热量食物，包括碳水化合物，以保证患者热量的供应。体重增加是许多甲减患者的临床表现之一，所以这类患者还要适当控制体重。

脂肪的摄入

甲亢患者消耗多，体型消瘦，因此要适量补充脂肪，保证高代谢状态下供能和脂肪消耗的需要，若有腹泻症状则不宜进食过多的油腻食物。甲减患者由于肥胖，常有黏液性水肿、高脂血症。因此，脂类食物应控制在适量的范围内。

做到膳食个体化

合理的饮食既要符合一般的营养卫生要求，又要注意个体化的原则，因为不同的年龄、性别、职业和不同的生理、病理状况下对膳食的要求是不一样的，这就要求我们针对不同情况做出适当的调整。部分患者甲状腺发生病变是由不注意合理、科学地搭配日常饮食，造成营养失衡而引起，因此甲状腺疾病患者要做到膳食个体化。例如甲亢患者要忌食含碘食物，甲减患者不宜吃生冷、油腻和过咸的食物。

胆固醇的摄入

甲状腺功能减退时血浆胆固醇合成虽不快，但排出较缓慢，这类患者往往有高脂血症，故应限制摄入富含胆固醇的饮食。而甲亢患者的机体处于高代谢状态，能量消耗增多，出汗增加，在饮食上要保证供应足够的营养物质，包括适量胆固醇的摄入。

碳水化合物的摄入

甲状腺疾病患者在日常的生活中要摄入充足的碳水化合物。但过量地摄入碳水化合物，胰岛素的分泌会受到一定的影响。所以，甲状腺疾病患者碳水化合物的摄入量要适当控制，不可过度。

摄入适量碘，保护甲状腺

碘是人体所必需的微量元素，是甲状腺激素合成的原料之一。碘摄入不足会导致甲状腺滤泡增生，增加甲状腺肿大或结节的发生概率。反之，碘摄入过多也易诱发甲状腺炎或甲状腺癌等甲状腺疾病。

碘在人体中的代谢过程

膳食和水中的碘主要为无机碘化物，经口进入人体后，在胃及小肠上段被迅速、完全吸收，一般在进入胃肠道后1小时内大部分被吸收，3小时内几乎完全被吸收。而有机碘则多经肠降解释放出碘化物后方被吸收，被吸收的碘很快被转运至血浆，遍布于全身各组织中。矿物质钙、镁以及一些药物如磺胺类药物等，对碘的吸收有一定阻碍作用。蛋白质、能量不足时，也妨碍胃肠道内碘的吸收。

碘在人体内主要被用于合成甲状腺激素。甲状腺从血液中摄取碘的能力很强，甲状腺中碘的浓度比血浆中的高约25倍以上。甲状腺激素及其代谢产物（含有碘）主要经过肾脏随尿排出，尿碘含量占人体碘摄入量的80%~90%，所以可以通过测定尿中碘含量来估计每天碘的摄入量。

甲状腺与碘的关系十分密切

甲状腺分泌的甲状腺激素有影响机体代谢、促进生长发育的作用，对人体来说十分重要，而碘是甲状腺激素合成所必需的物质。碘进入人体以后被甲状腺的上皮细胞摄取、浓集，在甲状腺内合成甲状腺激素。人体缺碘或碘含量过多都会引起甲状腺激素分泌异常，从而会引起一些疾病，比如甲状腺结节、甲亢、甲减、甲状腺肿、甲状腺炎等。因此，为了身体健康，应适量、科学、合理地摄入碘。

碘主要来源于食物

自然界中碘广泛分布于岩石圈、水圈、大气圈和生物圈。自然界的碘通过土壤和水，被植物吸收，这些植物又被一些食草、杂食性动物作为食物食用，碘从而转到了动物身上，人类又以动植物为食物来源。由此，人体内的碘通过自然界得以补充，所以说食物是人体中碘的主要来源。

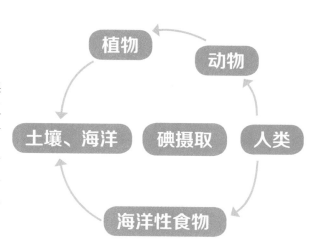

一般来说，含碘量最高的食物为海产品，比如海带、紫菜、海参、海蜇等，干海带中含碘量可达到 36 240 微克 /100 克，紫菜的含碘量也很高，可达到 4 323 微克 /100 克[1]。其余非海产品的食物中，蛋、奶的含碘量较高，其次为肉类、淡水鱼、水果、蔬菜。

含碘量等级

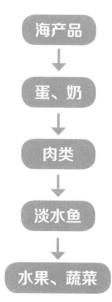

注①：数据来源于《中国食物成分表（2009）》，杨月欣、王光亚、潘兴昌主编，北京大学医学出版社。

不同人群的碘摄入量标准

　　年龄、身高、体重、地域等不同，人体对碘的生理需求也不同。虽然碘对人体健康至关重要，但并不是碘摄入越多越好，也不是哪类人都需要补碘。补碘需要根据不同人群的具体特性来决定，应因人而异，具体分析。

我国不同人群的碘推荐摄入量

1~10 岁儿童	90 微克 / 天
11~13 岁儿童	110 微克 / 天
14~18 岁及成人	120 微克 / 天
孕期女性	230 微克 / 天
哺乳期女性	240 微克 / 天

注：数据来源于《中国居民膳食营养素参考摄入量（2013）》。

世界卫生组织推荐的不同人群的碘摄入量标准

0~5 岁的学前儿童	90 微克 / 天
6~12 岁的学龄儿童	120 微克 / 天
12 岁以上及成人	150 微克 / 天
孕期女性和哺乳期女性	200 微克 / 天

不宜补碘人群

　　我国的食盐加碘管理条例规定有两部分人群不宜食用碘盐，一是高碘地区人群；二是医生认为某些疾病不宜食用碘盐人群。

科学补碘原则

补碘应按照"因地制宜、分类指导、科学补碘"的原则，合理控制碘的摄入量，既不可过多，也不可过少，做到长期、适量、生活化。

在生活中根据实际需求，主要通过饮食摄取碘，大致可分为适碘饮食、低碘饮食和限碘饮食。适碘是指生活中正常吃饭，按健康标准摄入适量的盐；低碘是指日常饮食摄入量比正常推荐标准少一点儿；限碘是指日常饮食中尽量不摄入含碘的食物，严格限制碘的摄入。具体采取哪种饮食方式，要结合个人具体情况选择。

碘缺乏和碘过量的危害

碘缺乏：碘缺乏病可以造成人体的不同程度损伤。由于缺碘程度、持续时间、年龄，以及个体对缺碘的反应不同，可出现不同的表现，如胎儿期可有流产、先天畸形、克汀病、甲减等；新生儿期可表现为甲状腺肿、甲减、克汀病；儿童和青春期表现为甲减、甲状腺肿、智力体格发育障碍；成人期可有甲状腺肿、甲减、智力障碍等。

地方性甲状腺肿及地方性克汀病是碘缺乏的两种明显表现。碘的代谢异常会引起多种甲状腺疾病。

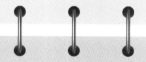

碘过量：碘过量会引起甲状腺炎、甲状腺肿、碘甲亢、碘甲减、甲状腺乳头状癌等患病率增加。碘过量可使甲亢的发病危险性提高；可以使隐性甲状腺自身免疫疾病转变为显性疾病；长期碘过量可使甲减或亚甲减的患病危险性提高。孕妇补碘过多，可以抑制自身的甲状腺功能，也可能直接损害胎儿和新生儿的甲状腺功能，这是因为孕妇体内碘过量对胎儿的甲状腺合成有抑制作用。

选对食用盐，关爱甲状腺

在日常生活中，我们获取碘元素的主要来源之一是靠食用碘盐，现在市面上有加碘盐、健康平衡盐、低碘盐、无碘盐、海盐、竹盐等各种各样的盐，到底要怎样选择呢？基本的标准是按照含碘量来大致分类，可分为加碘盐、无碘盐、低碘盐三类。大部分健康人群和一部分甲状腺患者正常食用加碘盐就可以，是否需要低碘盐或无碘盐可以根据医嘱食用。

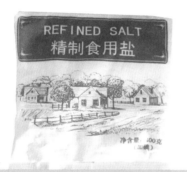

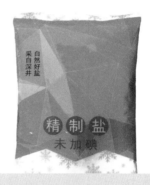

加碘盐

　　加碘盐是指增加碘制剂后的食用盐，即普通盐。碘是人体必需的微量元素之一，缺碘会影响生长发育，形成碘缺乏病。缺碘地区的人要科学、长期地食用加碘盐。放置加碘盐的容器宜有盖、可封闭，因为碘元素容易挥发。

无碘盐

　　无碘盐含碘量为 0 微克。碘的摄入量并不是越多越好，如果人体摄入的碘过多，也可能导致甲状腺问题。补碘要科学合理，是否食用无碘盐要遵照医嘱，不宜自行随意增减。

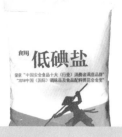

低碘盐

　　低碘盐不意味着无碘，是指其碘含量比普通盐要低一点儿，对于因为碘含量摄入而导致甲状腺问题的人群，适合食用这样的食盐。是否需要食用低碘盐也应遵医嘱，不能擅自决定。

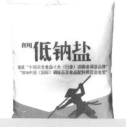

低钠盐

　　低钠盐以碘盐为原料，与普通钠盐相比含钠低。有时在超市买盐时会看到低钠盐、加锌盐、加铁盐、加钙盐等类型的盐，这些盐中的含碘量和普通盐相同。一般适合中老年人和患有高血压病患者食用。需要注意的是，不可因为低钠盐有好处就毫无节制使用，这样就失去了低钠的意义，还是要注意适量使用，不可过量。

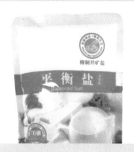

健康平衡盐

　　健康平衡盐是以加碘的普通盐为基础，加入了钾、镁、钙、硒等元素，用以平衡营养，并不是低碘盐或无碘盐。

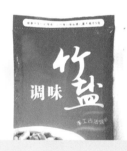

其他盐

　　一些标注"海盐""湖盐""竹盐"等字眼的食用盐，代表的是盐的出处，不属于低碘盐或无碘盐，含碘量和普通加碘盐是一样的。

适量补充营养素，防治疾病

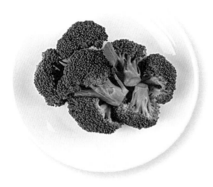

西蓝花中含有丰富的硒，
常吃可增强免疫力。

硒

硒可促进甲状腺对碘的摄取，硒缺乏不仅影响甲状腺摄取碘的能力，还可使脱碘酶活性降低，影响甲状腺激素的合成，导致出现甲状腺疾病，主要有地方性甲状腺肿、小儿先天性甲状腺功能低下、桥本甲状腺肿、甲亢等。

人体自身不能合成硒，需从外界获取。补硒的方法包括人工补硒和自然补硒。人工补硒是指摄取人工添加的各类补硒产品；自然补硒是指食用天然、野生的含硒量高的食物。含硒较高的食物有海产品、食用菌、肉类、禽蛋、西蓝花、紫薯等。

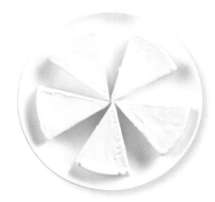

豆腐不但可为人体补充蛋白质，还是钙、镁的良好来源。

钙

甲状腺疾病患者出现骨钙流失、骨质疏松，或预期出现骨质疏松者，应在医生指导下服用避免骨钙流失的药物和钙制剂、维生素 D 等。在药物的选择方面，一定不要自己随便购买服用，宜在医生指导下服用。

在饮食方面可适当选择富含钙质的食物，比如深色蔬菜、奶类、豆制品和鱼虾等，在补钙的同时，还要兼顾甲状腺疾病本身在饮食方面的一些注意事项，不要顾此失彼。比如虾米、海带、紫菜等虽然含钙量高，但同时含碘量也高，对于一些需要忌碘限碘的甲状腺疾病患者，就不能选择此类食物来补钙了。相反，对于既需要补碘，又需要补钙的甲状腺疾病患者，就可以适当多吃这类食物，两全其美。

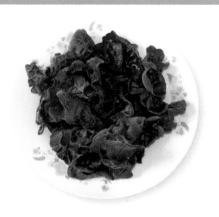

木耳含铁量丰富，常吃有助于防治缺铁性贫血。

铁

铁与甲状腺激素的代谢有密切的关系，是人体生成红细胞的主要原料之一。铁对碘的转换过程非常重要，如果缺乏，会进而影响甲状腺激素的分泌过程。甲状腺激素分泌异常者，如甲亢、甲减患者，很容易贫血，补充铁元素，有助于甲状腺疾病患者预防贫血。

可以多吃些动物肝脏、鱼虾、瘦肉、蛋黄、豆类等含铁量高的食物。还可根据医嘱吃些补铁的药物。

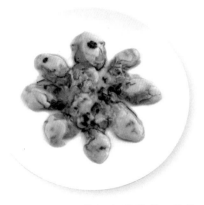

牡蛎含锌量高，是很好的补锌食物。

锌

人体必需的微量元素锌、铜参与体内多种代谢过程，也影响着内分泌腺的功能。锌是一种抗氧化剂，在 T_4 向 T_3 转换中起重要作用，是触发下丘脑促甲状腺激素释放激素受体必需的物质。锌的缺乏意味着人体本身不能很好地调节下丘脑激素的生产。研究表明，锌缺乏时，甲状腺会降低生产量。牡蛎、贻贝、牛肉、菠菜等都是锌的良好来源，建议甲减患者平时可多吃。另外，还可以在医生的指导下选择补锌口服液等制剂。

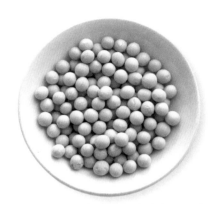

黄豆不仅能补充铜元素，
还富含不饱和脂肪酸。

铜

铜是人体必需的微量元素之一，作为某些酶活性中心的组成部分，广泛参与生物体内的氧化还原反应，甲状腺激素影响铜的代谢，不适当的铜水平也会干扰甲状腺激素的合成及作用。因此甲状腺疾病患者不可忽略自身铜元素的水平，在铜元素水平低的情况下可适当通过多吃富含铜元素的食物补充铜元素。

富含铜元素的食物有海产品，比如牡蛎、鲍鱼、扇贝等；坚果类的食物，比如腰果、核桃、榛子、开心果等；动物的肝脏，比如猪肝、鸡肝、羊肝、鸭肝、鹅肝等；豆类食物，比如黄豆、绿豆、黑豆、红豆等。

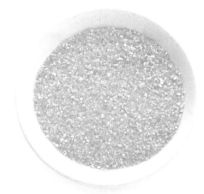

多吃粗粮可以补充镁，
比如玉米、荞麦等。

镁

镁对人体的多种功能都有重要影响，是人体生存必需的元素之一。镁是合成甲状腺激素必不可少的，如果镁摄入不足，会导致头痛、焦虑、失眠、痛经等不适症状，还会影响甲状腺功能。镁是身体中许多酶的激活剂，对代谢非常重要，甲亢患者由于机体代谢旺盛，容易导致镁的代谢增多，出现酶减低的现象。因此，应保证镁的适量摄入。

镁含量丰富的食物主要有粗粮、坚果、菌菇、绿叶菜等，而精制、加工食物中的镁含量一般较低，长期以精制食物为主的人要注意补充镁。

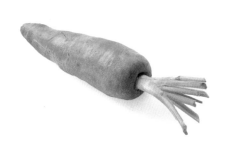

大部分黄色水果和蔬菜中都含有丰富的维生素A原。

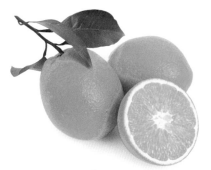

橙子富含维生素C，多吃具有解渴、润肺、化痰等功效。

维生素 A

维生素A对维持人体正常代谢和机能十分重要，有助于维持甲状腺的正常功能，对防治甲状腺肿有帮助。维生素A缺乏可能会引起甲状腺球蛋白的糖基化发生障碍，使甲状腺激素合成减少，导致甲状腺肿。

维生素A有维持和促进免疫功能的作用，维生素A缺乏会使免疫功能受损，对人体健康不利。

维生素A是一种脂溶性维生素，即可溶解在脂肪里，因此含有这种物质的食物可用食用油烹饪或与肉类一起烹饪，以便吸收。还可多食用一些富含维生素A原的食物，如胡萝卜、南瓜等。

维生素 C

维生素C是一种天然的抗氧化物质，可以帮助清除体内自由基，减少甲状腺受到的损害。维生素C可以促进身体铁的吸收，有助于甲状腺疾病患者改善贫血。

维生素C广泛存在于新鲜的蔬菜、水果中，如西红柿、柿子椒、菜花、橙子、柚子、苹果、猕猴桃等。建议通过食物补充维生素C。如果要服用维生素C药物或保健品，一般不建议长期大量服用，以免导致机体依赖于外源维生素，还有可能增加患结石等疾病的风险。

刺激穴位，外治疾病

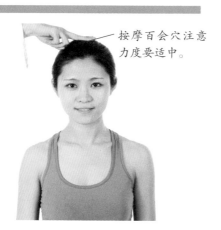

按摩百会穴注意力度要适中。

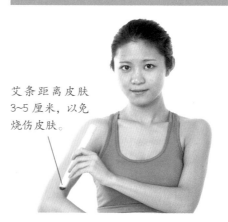

艾条距离皮肤3~5厘米，以免烧伤皮肤。

按摩

取穴： 百会穴、太阳穴、膻中穴、中脘穴、关元穴、肾俞穴、内关穴、外关穴、足三里穴、三阴交穴等。

操作方法： 每次取上述穴位3~5个，用手指指腹按摩穴位，每个穴位按摩1~3分钟，每日1次。此外按摩颈部时，给予甲状腺体表投影部位缓慢、轻柔、反复多次的适宜刺激，以加快甲状腺功能的恢复。

注意事项： 1.取合理体位，注意保暖。2.准确取穴，操作时压力、频率均匀，动作灵活。3.按摩过程中要随时观察患者有无不良反应，若有不适，应及时调整手法或停止操作，以防发生意外。

艾灸

取穴： 肾俞穴、脾俞穴、关元穴、气海穴、三阴交穴、足三里穴、中脘穴、阴陵泉穴、曲池穴、合谷穴等。

操作方法： 艾炷或艾条灸，每次取上述穴位3~5个，交替艾灸，每日1次，每个穴位艾灸10分钟。

注意事项： 1.艾炷先小后大，逐渐增加，不可突然大剂量施灸。2.若艾火不慎脱落，引起烧伤导致皮肤起水疱，水疱较小不必处理，水疱较大需用无菌针挑破消毒处理。3.灸前可喝1杯温水，以防中途口渴。4.施灸过程注意保暖，以防着凉。

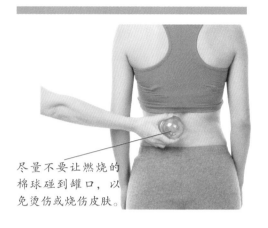

尽量不要让燃烧的棉球碰到罐口，以免烫伤或烧伤皮肤。

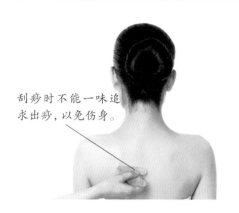

刮痧时不能一味追求出痧，以免伤身。

拔罐

取穴： 肝俞穴、心俞穴、肺俞穴、膈俞穴、脾俞穴、肾俞穴等。

操作方法： 每次取上述穴位 2~3 个，常规皮肤消毒后，镊取 75% 酒精棉球，点燃后快速伸进罐内旋转 1~2 圈，迅速将火撤出，罐扣压于穴位部，使罐紧附于皮肤为度。10~15 分钟后起罐。

注意事项： 1.拔罐选穴注意在肌肉丰满处，体位得当（俯卧位），以免火罐移动滑脱，或者患者由于紧张等出现晕罐现象。2.根据所拔部位不同选择大小适宜的火罐进行治疗。3.密切观察皮肤颜色变化，如颜色紫黑明显及出现水疱可适当提前取罐。4.操作室要保温，操作时要避开风口防止着凉。

刮痧

取穴： 水沟穴、人迎穴、风池穴、命门穴、肺俞穴、天突穴、璇玑穴、膻中穴、阴陵泉穴、三阴交穴等。

操作方法： 先在刮拭部位涂抹少量润滑油，再手持刮痧板，用刮痧板一面刮拭这些穴位，每个穴位刮拭 30~50 次，以发红或出痧为度，每周 2 次即可。

注意事项： 1.注意室内保暖，尤其是在冬季应避寒冷。2.刮出痧后 30 分钟内忌洗凉水澡。3.刮完后最好饮 1 杯温开水，并休息 15~20 分钟。

注意事项：以上中医治疗方法，应在中医医师指导下使用。

适当运动，有助康复

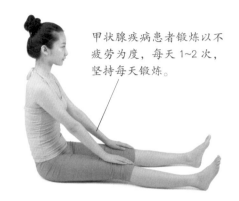

甲状腺疾病患者锻炼以不疲劳为度，每天1~2次，坚持每天锻炼。

运动量

　　甲状腺疾病患者的运动量要根据所患疾病来决定。如果是甲状腺良性肿物，只要没有症状，就不影响运动及生活。较大的甲状腺肿可能会压迫气管引起呼吸困难，运动后会加重症状，需注意运动强度。而甲亢则需看程度轻重，严重的甲亢会引起心功能异常，不能剧烈活动。如果运动之后食欲增加，睡眠良好，心情放松，精力充沛，这是运动量适宜的表现。反之，如果运动后食欲减退，头昏头痛，自觉劳累汗多，精神倦怠，则说明运动量偏大，应适当减少运动量。

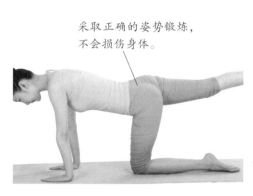

采取正确的姿势锻炼，不会损伤身体。

运动项目

　　甲状腺疾病患者可以通过做操、打太极拳、做瑜伽、散步等方式锻炼身体，以增强机体抵抗力，尽快恢复健康。甲亢患者有突眼的症状时，在做常规的运动后还应加入眼部锻炼。

　　做运动时要注意开始前先做一些热身运动，尤其是下肢的伸展运动，天气寒冷时，热身运动时间可适当延长；其次是锻炼需循序渐进，初学者每周2~3次即可，之后再适当增加次数；再者注意做完运动后，要及时更换汗湿的衣物，以免着凉，运动结束后也要做适度的伸展运动以放松身体。

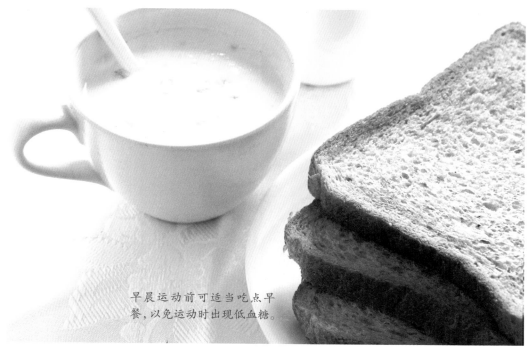

早晨运动前可适当吃点早餐，以免运动时出现低血糖。

运动注意事项

锻炼时间　冬季清晨的空气相对差些，因此冬季锻炼的较佳时间是日出之后，锻炼前宜排空大小便，喝一点儿温水、豆浆、牛奶之类的饮品，吃些早饭，但千万不要吃过饱。

　　甲状腺疾病中，严重的甲亢会导致心功能异常，而研究表明，在一天24小时中，上午6~9时是心脏病发作的高峰期。所以，伴有心功能异常的甲状腺疾病患者在进行体育锻炼时，宜避开心脏病发作的高峰期，安排在下午及晚上为好。

锻炼场所　不宜在煤烟弥漫、空气污浊的地方里进行健身锻炼，应选择向阳避风的地方（有雾霾时不宜在室外进行锻炼），锻炼时，应注意力集中，不要边锻炼边与人交谈。如果选择在室内进行锻炼，要注意通风，保持室内空气新鲜。

不要在急性期锻炼　处于急性期的甲状腺疾病患者不宜锻炼，锻炼时若发生不适应立即停止锻炼，不要紧张，可坐下或取半卧位休息片刻。运动刚结束时，不要马上大量喝水，应稍稍休息后，再少量多次地饮水。喝点淡盐水，有助于保持身体的水钠平衡，喝些糖水、果汁，有助于尽快补充消耗的能量，促进身体恢复。

精神愉悦，生活规律，
甲状腺越养越好

甲状腺疾病患者可能会伴有急躁易怒、记忆力减退、失眠、紧张、焦虑多疑等症状，常因小事突然情绪低落或发脾气，所以适当的精神引导和调养是很有必要的。除此之外，安静、整洁、轻松的环境和规律有度的生活作息，也对甲状腺疾病患者的恢复有帮助。

精神调补

不良情绪是健康的天敌，也是甲状腺疾病的病因之一，还是导致甲状腺疾病加重的重要因素。过度的负面情绪会引起情绪中枢——下丘脑功能紊乱，影响甲状腺功能和机体免疫系统的正常调节。

甲状腺疾病患者调节不良情绪，首先要保持一个良好的心态。"养生先养心"，相对于其他许多疾病而言，甲状腺疾病的治疗效果是比较好的，即使是甲状腺癌患者在治疗后大多也能像正常人一样生活，因此不必忧心忡忡。把良好的心态当作能够自我调节甲状腺激素平衡的砝码。

甲状腺疾病患者可采用简单的精神调养练习方法，一是早上一睁眼，心里马上就默想"今天真是心情好"，让自己保持愉悦的心情开始每一天。二是临睡前做10分钟的调节呼吸放松运动，端坐，排除杂念，先尽可能地深吸一口气，然后很缓慢地把气一点点地呼出，这样会使一天烦闷的心情平静下来，使机体得到放松休息。

作息有时

有规律的周期性变化是自然界的普遍现象，诸如日月星辰的运行、四时寒暑的变化、昼夜的交替以及人体的生命活动等，都有内在的规律和守时的节律，甲状腺疾病患者生活起居也需顺应这些自然规律。

作息有时，就是要根据自己的身体条件、生活环境、工作情况等客观因素，制定一个切实可行的作息时间表，做到每日按时起床、睡觉、排便、工作和学习等，并坚持不懈，养成习惯，从而使生活作息有规律，如此才能有益健康。若起居作息毫无规律，如夜卧晨起没有定时，恣意妄行，就会降低人体对外界环境的适应能力，可能会导致甲状腺疾病难以康复或易反复。

保证充足睡眠

由于各种原因导致体内甲状腺激素不足，甲减患者就会表现出乏力、嗜睡、精神萎靡等症状，所以在治疗的同时保证充足的睡眠有助于缓解这些症状。养成一些好习惯，对于提高睡眠质量很有帮助。1. 要尽量固定每天睡觉和起床的时间。2. 睡前可以通过读书、听听舒缓的音乐或者洗个温水澡帮助放松。3. 睡觉时可以把注意力集中到自己的呼吸上，慢慢数到100，有助于促进睡眠。4. 调暗卧室光线，并且尽可能保持安静。5. 晚上不宜吃过饱。不要在睡前1小时做过于剧烈的运动。

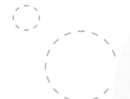

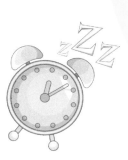

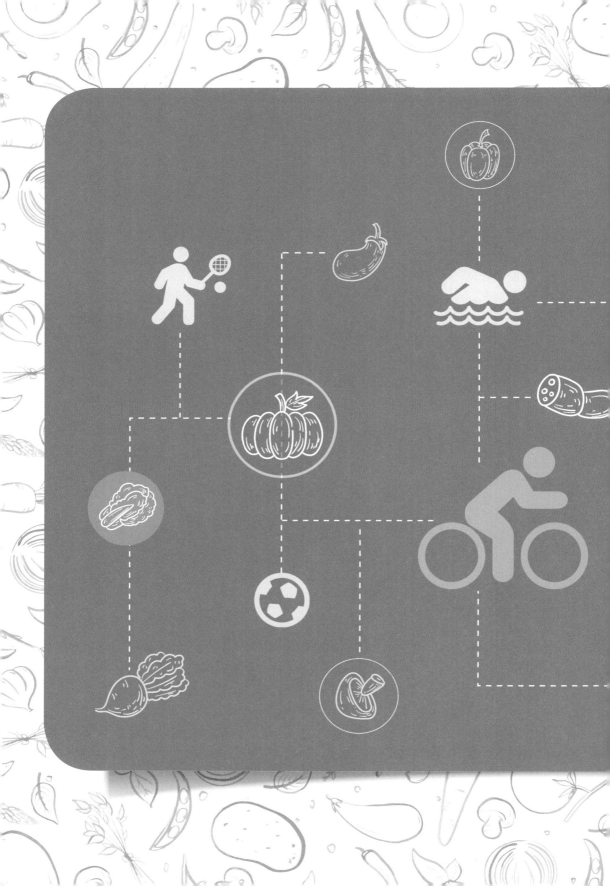

第三章

防治甲状腺结节，降低患癌风险

　　体检时发现甲状腺结节后，需找甲状腺专科医生去辨别结节性质。大部分在体检时发现的甲状腺结节属于良性结节，只需要定期复查、随诊。但部分甲状腺结节有变为甲状腺癌的可能。

了解甲状腺结节

什么是甲状腺结节

甲状腺结节是指在甲状腺内的肿块，可随吞咽动作随甲状腺上下移动，是临床常见的病症，可由多种病因引起。甲状腺结节可分为单发性和多发性，结节的大小、位置、质地、功能及其临床意义各有不同。甲状腺结节大致可分为恶性病变、良性病变两种。甲状腺结节的高发人群以女性居多，可单发，也可多发，多发的结节比单发的结节发病率高。

甲状腺结节可有哪些症状

吞咽障碍： 个别较大的甲状腺结节可压迫食管而导致患者出现吞咽障碍，并且引起吞咽时的不适感，甚至还可能影响患者的食欲，导致食欲不振。

呼吸困难： 甲状腺结节较大时会造成病变的甲状腺部位压迫气管，使得患者气管由于压迫变得狭窄，从而造成呼吸困难、局促等现象的发生。

面部水肿： 极个别患者因压迫颈深部大静脉而引起头颈部的血液回流困难，尤其是胸后骨甲状腺肿，造成患者面部呈青紫色的水肿，同时出现颈部和胸前浅表静脉的明显扩张。

发热和甲状腺局部疼痛： 如果是感染性的结节，患者会因为结节病变范围的改变从而产生各种不适症状，其中，发热和甲状腺局部疼痛是比较常见的症状。

颈前部不适： 甲状腺肿大是甲状腺结节的主要临床症状，会导致患者出现颈前部不适的感觉。

甲状腺结节的分类

1. 根据良、恶性分类

　　良性甲状腺结节以结节性甲状腺肿和甲状腺腺瘤居多，大多较为安全，一般可以观察，需要治疗时应根据具体病情，专科会诊后选择。甲状腺腺瘤可手术根治，也可观察。恶性甲状腺结节以分化型甲状腺癌居多，可以选择手术治疗，绝大部分可以得到根治，晚期病变更需要积极的综合治疗，防止癌向远处转移。

2. 根据同位素检查的放射性核素的摄取能力分类

热结节	结节部位显影剂高度浓集，明显高于正常甲状腺组织。单发热结节周围甲状腺组织功能被抑制，可表现为完全不显影或不同程度的部分显影
温结节	结节部位显影浓度与正常相应部位一致，表示结节有正常摄碘功能。少数凉结节被正常甲状腺组织覆盖也表现为温结节，此种结节多系良性腺瘤，少数为甲状腺癌
凉结节	结节部位显影剂分布稀少，多见于功能较低的甲状腺瘤，也可能是冷结节被正常甲状腺组织覆盖所致
冷结节	结节部位无显影剂分布，多见于甲状腺囊肿和无功能的甲状腺腺瘤或甲状腺癌

3. 根据甲状腺结节病理特点分类

增生性甲状腺肿	主要是指结节性甲状腺肿，发病率较高，有多种因素可致甲状腺增生，如碘过高或过低，食用致甲状腺肿食物，服用致甲状腺肿药物和甲状腺合成酶缺乏等
结节性毒性甲状腺肿	常发生于已有多年结节性甲状腺肿的患者，多在40~50岁及以上，以女性多见，可伴有甲亢症状及体征，但甲亢的症状一般较轻，常不典型，且一般不发生浸润性突眼
甲状腺肿瘤	肿瘤性结节包括甲状腺良性腺瘤、甲状腺癌和转移癌
甲状腺囊肿	囊性结节绝大多数是结节性甲状腺肿和腺瘤的退行性病变和陈旧性出血所致。可分为真性囊肿和假性囊肿
炎性结节	分感染性和非感染性两类，前者主要是由病毒感染引起的亚急性甲状腺炎，其他感染少见。急性化脓性结节比较罕见，亚急性甲状腺炎常多见，慢性淋巴细胞性甲状腺炎也可表现为伴发甲状腺结节形式出现

甲状腺结节检查

1. B超检查。 B超检查是甲状腺结节常用的诊断方法。可判断甲状腺结节是单发还是多发；是囊性、实性还是混合性；有无包膜及包膜是否完整；有无血流及血流状况。

2. CT检查。 CT检查可判断结节是单发还是多发；是高密度、低密度还是混合密度。CT的诊断价值不如超声检查，因此不是常规检查项目。

3. 核素检查。 核素检查可判断结节是热结节、温结节（10毫米以上）、凉结节还是冷结节。但核素检查不易发现小于10毫米的结节。对恶性结节诊断的敏感性较高，但特异性较差。主要用于高功能性甲状腺腺瘤和转移癌的诊断。

4. 甲状腺功能检查。 ①甲状腺功能检查，检测 T_3、T_4、FT_3、FT_4、TSH，可了解有无甲状腺功能改变。②甲状腺自身抗体检查。

5. 针吸细胞学检查（FNAC）。 FNAC是确定结节病理性质的方法，目前许多医疗中心将FNAC作为甲状腺结节鉴别诊断流程的第一项。超声引导下进行FNAC，可提高甲状腺癌的诊断率。

为什么会得甲状腺结节

甲状腺结节的病因比较复杂，普遍认为与接触放射线、自身免疫、遗传及摄碘有关。

甲状腺结节的危害性

甲状腺结节对人体的危害是表现在多方面的，甚至会影响到患者正常的生活和工作。

对神经系统的危害： 合并甲亢者可导致心烦、气促、失眠、暴躁易怒。

对消化及呼吸系统的危害： 若结节较大，可导致吞咽困难、呼吸困难。

对运动系统的危害： 若合并甲功异常，可导致肌肉轻度软弱，严重时还会导致肌肉无力和肌肉萎缩。

对内分泌系统的危害： 若合并甲功异常，可使女性出现月经失调、闭经，甚至不易怀孕；使男性出现阳痿、早泄、性欲低下。

甲状腺结节的防治方案

并不是所有的甲状腺结节都需要治疗，但如果需要治疗，方法主要有以下几种：药物、手术、同位素、消融治疗、中药外敷等。当然治疗方案的选定要根据具体的情况，有时还会进行调整，比如最初仅定期随诊观察的患者可因结节生长迅速或出现钙化，而后又需接受手术治疗。最后的治疗方案是在权衡利弊，并与患者进行充分沟通后制定出的。

甲状腺结节的治疗原则为：根据甲状腺结节的性质及甲状腺结节的良、恶性程度选择合适的治疗方案。

中药治疗

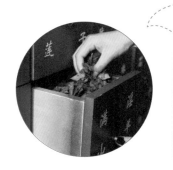

良性结节运用中医治疗可选用软坚散结、活血化瘀、疏肝解郁、理气化痰等不同功效的中药，主要是根据患者的体质来辨证用药。运用中药治病的优点是：能逐渐改善各种症状；能减轻西药等治疗的不良反应。但对于恶性结节，还是建议以手术治疗为主。

饮食调养

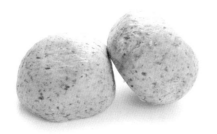

馒头属于低碘食物，适合需要
控制碘摄入量的人群食用。

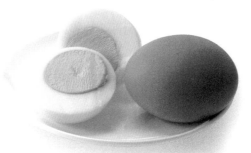

鸡蛋营养价值高，富含蛋白质，
可常食，但一次不可食过多。

宜 控制碘摄入量。由于碘的过量摄入，一方面会促进甲状腺激素的合成，导致甲亢产生。另一方面，缺碘也会导致甲状腺结节的产生。所以有甲状腺结节的人应该注意碘的摄入量，是"限碘"还是"低碘"，要根据结节合并的症状选择，例如合并甲亢宜"限碘"饮食，合并桥本甲状腺炎宜"低碘"饮食，具体情况可咨询医生。

宜 注意营养物质的均衡。由于甲状腺激素会使得人体肠道对糖的吸收增多，让肝糖的分解及糖的氧化加速，与此同时，还会促进脂肪的分解及氧化，导致人体产热量、散热量增加，加之蛋白质的代谢加速，会使人体出现易疲劳、肌肉萎缩的症状。所以日常饮食中，需及时补充蛋白质和各种营养物质，以保证身体能正常运转。

　　因为甲状腺结节不是单纯的一种疾病，而是一类疾病的总称，所以饮食调养不能一概而论，需要根据甲状腺结节的不同病因、病情进行有针对性的饮食调养。

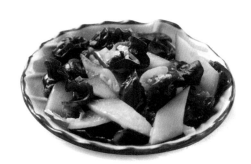

木耳炒黄瓜清淡爽口，营养丰富，平时可多食。

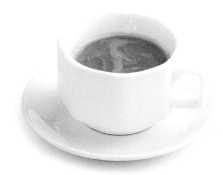

咖啡中含有咖啡因，长时间或大剂量摄入会引起胃肠功能紊乱、心情焦虑、血压升高。

宜

多吃有助于增强免疫力的食物，如木耳、香菇、蘑菇、薏米、大枣、山药等，健全的免疫系统能抵抗致病的细菌和病毒，因此饮食中适量增加提高免疫力的食物，有助于预防甲状腺结节。此外，还宜多进食新鲜水果和蔬菜。同时多进食鱼、虾、肉类、蛋、牛奶等，也可以起到增强免疫力的作用。有时，压力过大、紧张、焦虑等情绪是引发甲状腺结节的导火索，所以平时也应多摄入一些有助于抗压减压、舒缓心情的食物，如香蕉、番茄、牛奶、豌豆等。

忌

一般情况下不宜多吃含碘量高的食物，如海带、紫菜、淡菜等；还应忌烟、酒；避免喝刺激性饮品如咖啡、浓茶等；忌辛辣刺激性食物，如花椒、辣椒、葱、桂皮等；忌肥腻、油煎食物等。

营养成分表

每100克含量	
热量	23 千卡
蛋白质	0.7 克
碳水化合物	5.3 克
维生素C	8 毫克

胃热炽盛者、气滞中满者、湿热气滞者应少吃南瓜。

南瓜含碘量低，适合甲状腺结节患者食用。

推荐食疗方

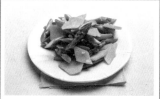

芦笋炒南瓜

南瓜、芦笋各100克，蒜末、盐、油各适量。南瓜去皮、瓤，洗净，切成片；芦笋洗净，切段。油锅烧热，放蒜末爆香，再下南瓜片翻炒，加少许水焖3分钟，放芦笋段炒匀，再焖2分钟，调入盐即可。

养护甲状腺关键词： 维生素C 果胶

南瓜

推荐理由： 南瓜中含有丰富的维生素C，能清热解毒，缓解炎症引起的甲状腺结节；含有的果胶可以帮助人体排出体内毒素，有利于维持人体正常的内分泌功能，使甲状腺得到保护。

饮食小贴士： 南瓜的果胶大多数存在于果皮之中，所以吃南瓜时可以连着瓜皮一起吃，这样才可以达到更好的保护甲状腺的效果。

注意事项： 南瓜也有可能成为过敏原，如果是对南瓜过敏的人，食用南瓜就可能出现皮肤红肿、经常性腹泻等过敏症状，所以此类人群要避免食用南瓜。

营养成分表

每100克含量	
热量	93 千卡
蛋白质	1.4 克
脂肪	0.2 克
碳水化合物	22 克

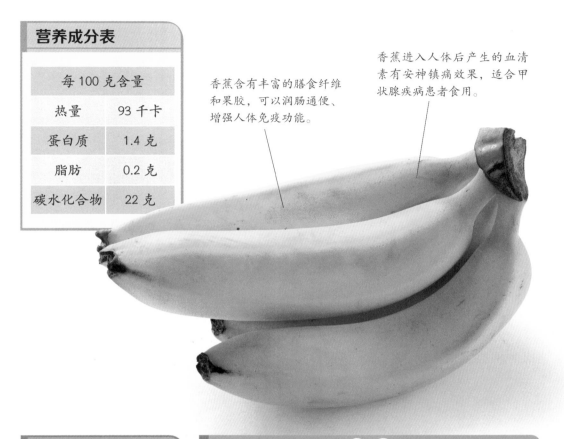

香蕉含有丰富的膳食纤维和果胶，可以润肠通便、增强人体免疫功能。

香蕉进入人体后产生的血清素有安神镇痛效果，适合甲状腺疾病患者食用。

推荐食疗方

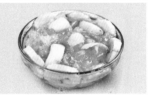

香蕉百合银耳羹

干银耳 10 克，香蕉 1 根，百合、冰糖各适量。干银耳、百合分别泡发，洗净；香蕉剥去皮，切厚片。银耳和适量水一起放入锅中，大火煮开，小火慢炖30 分钟，放入百合和冰糖，煮15 分钟，再加入香蕉片，煮开即可。

养护甲状腺关键词： 钾 镁

香蕉

推荐理由： 香蕉含有钾、镁等微量元素和多种维生素，有恢复神经递质的作用，有效调节不良情绪，如紧张、抑郁，并能缓解疲劳，从而利于防治甲状腺结节。香蕉还具有抗炎性，能够起到预防和改善甲状腺结节的作用。

饮食小贴士： 香蕉中含有丰富的膳食纤维，有助于促进肠道蠕动，对痔疮、便后出血有较好的食疗效果。

注意事项： 脾胃虚寒的人不宜多食。

营养成分表

每100克含量	
热量	26 千卡
蛋白质	2.2 克
脂肪	0.3 克
碳水化合物	5.2 克
膳食纤维	3.3 克

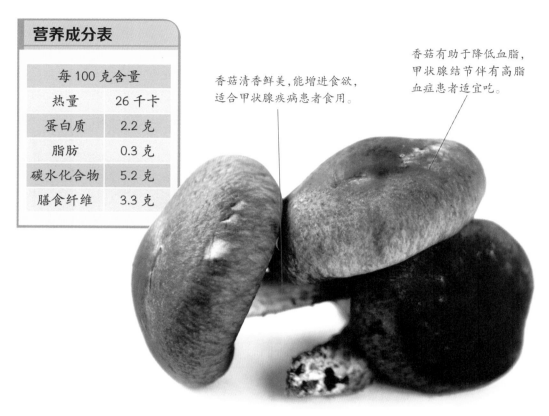

香菇清香鲜美，能增进食欲，适合甲状腺疾病患者食用。

香菇有助于降低血脂，甲状腺结节伴有高脂血症患者适宜吃。

推荐食疗方

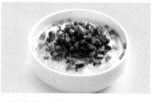

香菇牛肉粥

大米 50 克，香菇 60 克，牛肉 30 克，葱花、姜丝、盐、红椒丁各适量。香菇、牛肉洗净切丁；大米洗净。将香菇丁、牛肉丁、大米、姜丝共同放入锅内，加适量水，用小火熬至肉烂米熟，加红椒丁、盐再煮 3 分钟，撒上葱花即可。

养护甲状腺关键词： 香菇多糖　蛋白质

香菇

推荐理由： 香菇含有多种对人体有益的营养物质，如香菇多糖、蛋白质，能提高机体免疫功能，有增加抵抗力、抗炎等作用，对防治甲状腺结节有帮助。此外，香菇富含人体必需的脂肪酸，不仅能降低血脂，又有助于降低血压、胆固醇，抑制动脉血栓形成。

饮食小贴士： 新鲜的香菇，可以洗净直接使用，或焯烫后使用。干香菇需要先用温水泡开才能使用。

注意事项： 香菇嘌呤含量较高，痛风患者不宜食用。

营养成分表

每100克含量	
热量	167 千卡
蛋白质	19.3 克
脂肪	9.4 克
碳水化合物	1.3 克

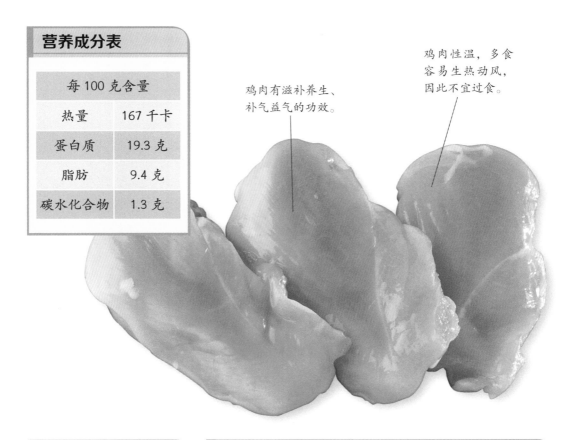

鸡肉有滋补养生、补气益气的功效。

鸡肉性温，多食容易生热动风，因此不宜过食。

推荐食疗方

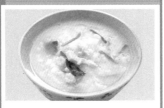

菠菜鸡肉粥

鸡胸肉、菠菜各50克，大米100克，盐、香油、姜丝各适量。鸡胸肉洗净，切丝，加入盐腌制；菠菜洗净，切段；大米洗净。将大米、鸡肉丝和适量水一起放入锅中煮熟，再放入菠菜煮熟，出锅前加盐、香油拌匀即可。

养护甲状腺关键词： 蛋白质 维生素

鸡肉

推荐理由： 鸡肉中蛋白质的含量较高，能够调节人体的内分泌系统，有利于改善甲状腺结节对内分泌系统造成的损害。同时，能补充身体流失的蛋白质，对病情恢复有好处。鸡肉含有B族维生素、维生素E等，很容易被人体吸收利用，可增强体力。

饮食小贴士： 鸡头、鸡臀尖尽量不要吃，这些是毒素容易堆积的部位。

注意事项： 感冒伴有头痛、乏力、发热的人慎食鸡肉、油腻鸡汤。急性胆囊炎患者也应慎食鸡肉。

营养成分表

每 100 克含量	
热量	133 千卡
蛋白质	22.3 克
硒	17.2 微克
钾	390 毫克

高血压患者不宜多食烟熏三文鱼。

生食三文鱼可能会引发腹痛、腹泻，最好不要生食。

推荐食疗方

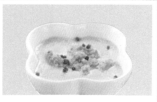

三文鱼蒸蛋

三文鱼 50 克，鸡蛋 2 个，葱花、盐各适量。鸡蛋磕入碗中，加适量冷水打散；三文鱼洗净，切粒，倒入蛋液中，加盐，搅匀。将三文鱼蛋液放入蒸锅中隔水蒸 8 分钟，取出，撒上葱花即可食用。

养护甲状腺关键词： 硒 钾

三文鱼

推荐理由： 三文鱼营养丰富，其含有的硒有抗氧化、调节酶催化等功能，有助于抑制甲状腺结节增大，提高人体免疫力。此外，三文鱼还富含钾，有益于缓解不良情绪，有利于减轻甲状腺结节病情。

饮食小贴士： 挑选新鲜三文鱼可以从鱼眼、鱼鳃、鱼肉等方面进行鉴别，新鲜的三文鱼肉口感结实饱满，肉质爽滑。

注意事项： 野生三文鱼寄生虫比较多，生食可能会引起腹痛、腹泻。

营养成分表

每100克含量	
热量	20千卡
蛋白质	0.9克
碳水化合物	4克
胡萝卜素	550微克

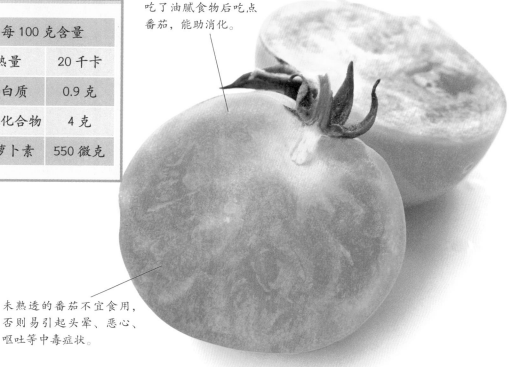

吃了油腻食物后吃点番茄，能助消化。

未熟透的番茄不宜食用，否则易引起头晕、恶心、呕吐等中毒症状。

推荐食疗方

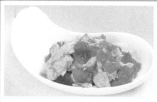

番茄炒蛋

番茄1个，鸡蛋2个，盐、白糖、生抽、油各适量。将番茄洗净，去皮，切成块；鸡蛋磕入碗中，打散。油锅烧热，放鸡蛋液炒熟盛出。继续倒油烧热，放入番茄块，加盐、生抽、白糖一同翻炒片刻，再倒入鸡蛋炒匀即可。

养护甲状腺关键词： 硒　胡萝卜素　番茄红素

番茄

推荐理由：番茄营养丰富，含有硒、番茄红素、胡萝卜素等物质，有助于清除人体内的自由基，增强人体的免疫力，减少体内的甲状腺抗体，从而起到辅助治疗甲状腺结节的作用。

饮食小贴士：烹调时应避免长时间高温加热，以防降低其营养价值。

注意事项：脾胃虚寒和月经期的女性不宜生吃番茄。不宜空腹吃番茄，以免胃酸过多造成胃不适。

营养成分表

每100克含量	
热量	16千卡
蛋白质	0.8克
脂肪	0.2克
碳水化合物	2.9克
维生素C	9毫克

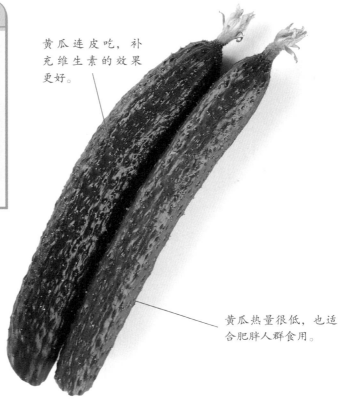

黄瓜连皮吃，补充维生素的效果更好。

黄瓜热量很低，也适合肥胖人群食用。

推荐食疗方

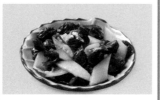

黄瓜炒木耳

黄瓜1根，干木耳5克，油、盐、生抽、蒜末各适量。将干木耳泡发，洗净，撕成小片，焯水备用；黄瓜洗净，切片。油锅烧热，下入蒜末炒香，再放黄瓜片和木耳片翻炒，加入盐、生抽调味即可。

养护甲状腺关键词： 膳食纤维 　维生素C　 酶

黄瓜

推荐理由： 黄瓜有清热解毒、消炎镇静的功效，可以缓解甲状腺结节的炎症反应。黄瓜含膳食纤维丰富，能够抑制甲状腺结节的增长。黄瓜中的维生素C、酶能有效促进机体的新陈代谢，提高机体免疫功能，缓解甲状腺疾病带来的不适。

饮食小贴士： 为了预防农药残留，生吃黄瓜前最好先在盐水中浸泡10~15分钟再洗净吃，且在浸泡时不宜"掐头去尾"。

注意事项： 黄瓜性凉，脾胃虚寒、久病体虚的人要少食，否则容易导致腹泻。

营养成分表

每100克含量	
热量	19千卡
蛋白质	2.1克
脂肪	0.1克
碳水化合物	2.9克

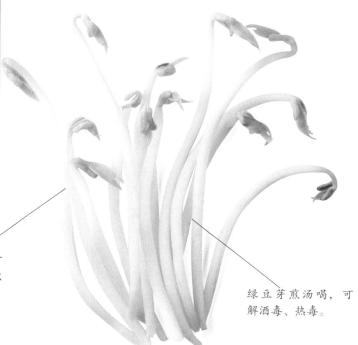

绿豆芽上的豆皮有清热解毒功效，不宜去掉。

绿豆芽煎汤喝，可解酒毒、热毒。

推荐食疗方

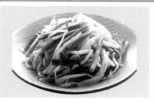

韭菜炒绿豆芽

绿豆芽100克，韭菜50克，蒜末、盐、油、醋、生抽各适量。绿豆芽洗净；韭菜洗净，切段。油锅烧热，加蒜末炒香，放入绿豆芽，烹入生抽，用大火快速翻炒，再放入韭菜段，调入盐、醋，翻炒一会儿即可。

养护甲状腺关键词： 蛋白质　维生素　矿物质

绿豆芽

推荐理由： 绿豆芽美味又营养，富含维生素、矿物质以及蛋白质，有助于清热解毒、消肿散结，对甲状腺患者有益。

饮食小贴士： 烹饪绿豆芽时，加适量醋，能够保护维生素C少受破坏。

注意事项： 绿豆芽一定要全熟食用，否则易导致中毒。

• 有氧运动强度低，需要长时间坚持，建议至少每周锻炼 3 次，每次 30 分钟以上，这样才能起到作用。

• 运动前后要记得拉伸身体，这样才能减少运动不当对身体的伤害，还能缓解肌肉酸痛和僵硬。

运动调养

　　甲状腺结节为良性的患者，一般当结节直径不超过 3~4 厘米，且没有出现压迫症状，就不用限制运动方式，正常锻炼即可。若伴有一些明显的颈部肿胀感，就不适合做剧烈运动，做一些有氧运动比较好，例如慢跑、健身操、游泳、球类运动等。

① 慢跑

　　慢跑简便易行，不需要特殊的场地和器材，适合各个年龄段的甲状腺结节患者。养成良好的慢跑习惯，可以增强身体素质，提高免疫力，防病抗病。慢跑速度一般是每分钟 100~200 米，可根据自己的身体情况酌情加快或放慢。开始时每次慢跑 10~15 分钟，慢慢增至每次 30 分钟，保持每周 3 次即可。

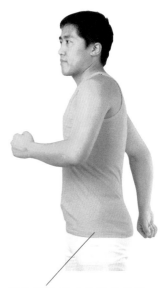

坚持慢跑可以提高抗病能力，让体质更好。

做操时姿势尽量做标准，以免伤身体。

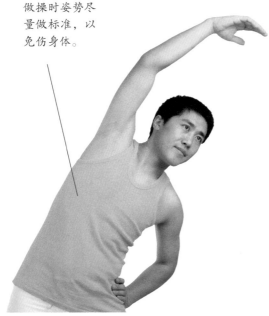

② 健身操

　　健身操动作简单易学，节奏明快，有动感和韵律风格，参与者会暂时忘却烦恼，放松身心，减缓压力。刚开始做时，以每次 10 分钟为宜，然后可根据身体情况适当增加次数或延长时间，直到自己感觉舒适为宜，保持隔日 1 次即可。

❸ 游泳

游泳能帮助缓解工作和生活压力，调节自主神经功能，改善睡眠。游泳坚持下去，可以增强体质，增加人体的抗病能力。游泳还能帮助降低炎症风险。初学者每次游泳 15~20 分钟即可，长期坚持后可调整到每次 40 分钟左右，每周保持至少 3 次。

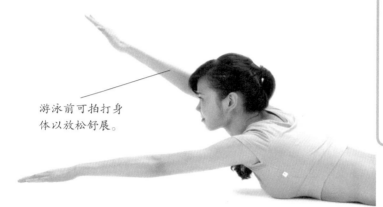

游泳前可拍打身体以放松舒展。

何时运动

• 适合慢跑的时间是每天下午 4~6 点，但不局限于这个时间段。游泳和球类运动宜在饭后 40 分钟以后，或者下午 3~9 点进行。有的人喜欢下班后去，这样可以缓解一天的工作压力，放松身心。

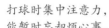

打球时集中注意力，能暂时忘却烦心事。

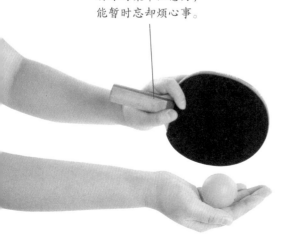

❹ 球类运动

球类运动包括羽毛球、乒乓球、篮球等。每天进行适度的球类运动可以锻炼人的思维反应能力，提高人体的自身免疫力，还可以有效调节自身免疫系统，而甲状腺结节恰恰是由免疫系统紊乱引起的。选择自己喜欢的一种球类，每天进行 30 分钟运动，可以有效预防和缓解甲状腺结节。

经络穴位调养

　　甲状腺结节是可以通过按摩穴位改善的。患者可以在医生的指导下进行自我按摩调理，也可以去医院请专业的医生帮忙按摩。在自我按摩时一定要注意选取穴位要准确，另外还要长期坚持，这样才有利于康复。

在颈后区，枕骨之下，胸锁乳突肌上端与斜方肌上端之间的凹陷中。

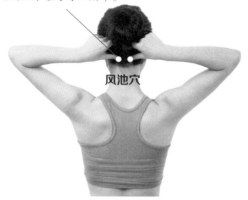

风池穴

1 按摩风池穴

　　在患上甲状腺结节之后，也意味着颈部出现了严重的"瘀堵"，导致颈部经常感觉不舒服。面对这种情况，患者可以多按摩风池穴，以每天2次，每次1~3分钟为宜，这样可以有效改善由甲状腺结节引起的头部和颈部不适症状。

2 按摩天容穴

　　用拇指指腹在穴位处沿顺时针或者逆时针的方向按摩。每次按摩100~200下，每天2次，坚持按摩可以辅助治疗甲状腺结节。

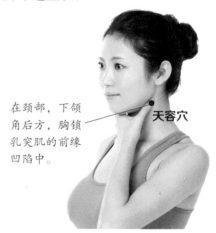

在颈部，下颌角后方，胸锁乳突肌的前缘凹陷中。

天容穴

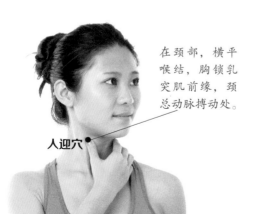

在颈部，横平喉结，胸锁乳突肌前缘，颈总动脉搏动处。

人迎穴

3 按揉人迎穴

　　人迎穴位于人体颈部的位置，用拇指指腹轻轻按揉人迎穴1~3分钟，每天2次，每天坚持，能疏通颈部经络，有助于减轻颈部"瘀堵"，从而达到调治甲状腺结节的目的。

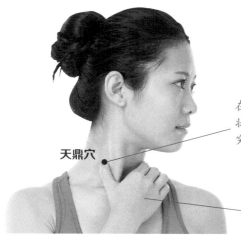

天鼎穴

在颈部，横平环状软骨，胸锁乳突肌后缘。

因天鼎穴接近气管，切记不可用力过度。

4 按摩天鼎穴

甲状腺结节患者可能会有喉咙肿痛、发炎等情况，压迫食道使咽部不舒服，选择天鼎穴按摩可以使患者咽部的症状得到缓解。用拇指指腹按揉并做环状运动，每次 3~5 分钟，早晚各 1 次，每天坚持按摩。

5 按揉天突穴

甲状腺结节患者每天按揉天突穴，可帮助身体理气散结，有利于逐渐软化甲状腺结节，减轻结节带来的各种问题。用拇指或食指指腹按揉天突穴 100~200 下，每天坚持 1~2 次，还有助于缓解食道炎和咽喉炎等局部炎症。

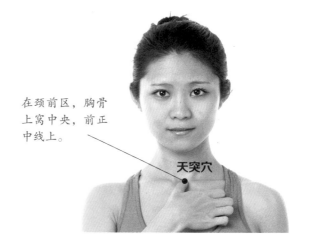

在颈前区，胸骨上窝中央，前正中线上。

天突穴

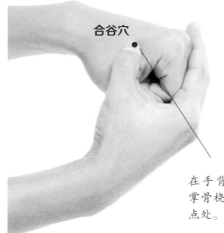

合谷穴

在手背，第 2 掌骨桡侧的中点处。

6 按压合谷穴

合谷穴既能疏通经络、行气活血、消肿止痛，又可以增强免疫力、镇静安神。按摩此穴位能有效缓解甲状腺结节患者常有的咽喉肿痛、心烦气躁的症状。用拇指指腹垂直按压此穴，每次 1~3 分钟，按压至有轻微发麻、肿胀的感觉为宜。

生活调养

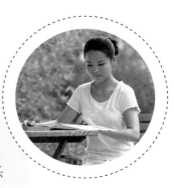

调节情绪状态，
缓解精神压力

　　患有甲状腺结节的人要特别注意自己的情绪状态，及时调整心态，尽量让自己保持舒适乐观的心态。远离焦虑、烦躁等不良情绪，往往这些看似常见的不良情绪会让患甲状腺结节的概率升高。

　　平时可以多进行一些平心静气的活动，比如散步、下棋、读书、听音乐等，有助于调节生活节奏，调和不良情绪，对甲状腺疾病的防治有好处。

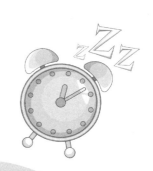

调整作息，
养成不熬夜的好习惯

　　熬夜对身体健康不利，往往熬夜一次需要用很久才能恢复，长期熬夜更是会让身体健康大受损害，可导致身体免疫功能失调，内分泌紊乱，甲状腺疾病很容易找上门。

　　熬夜还会对情绪造成不良的影响，容易出现焦虑、烦躁、紧张等不利于身体健康的情绪，循环往复，情绪不好，身体免疫力下降，很容易让甲状腺受到损害。良好的生活作息习惯，对甲状腺疾病的防治至关重要。

不管是无须做手术的甲状腺结节患者，还是术后的甲状腺结节患者，注重生活调养都是很有必要的。为了不使结节加重和复发，不仅要在饮食上多加注意，还要学会自我调节精神压力，改掉不良生活习惯。

饮食忌口，戒烟戒酒

患有甲状腺结节的患者要注意忌口，谨遵医嘱，不能吃的食物尽量不要吃。另外，甲状腺结节患者要注意戒烟戒酒，烟草和酒精都对甲状腺健康不利。烟草中的有害物质会抑制碘的吸收，使身体内碘的浓度下降，导致甲状腺结节的发生。酒精会对甲状腺产生刺激，可能会加剧病情的恶化。所以，甲状腺结节患者要注意戒烟戒酒，养成良好的饮食习惯。

保持安静的氛围，平心静气

过于躁动的环境对人体的健康不利，噪声容易催生人的不良情绪，对人体健康有着潜在威胁，而不良的情绪很容易导致甲状腺疾病的发生，因此，在生活中和工作中，应该尽量选择安静的环境，远离吵闹、喧嚣、躁动的环境，保持良好的情绪。

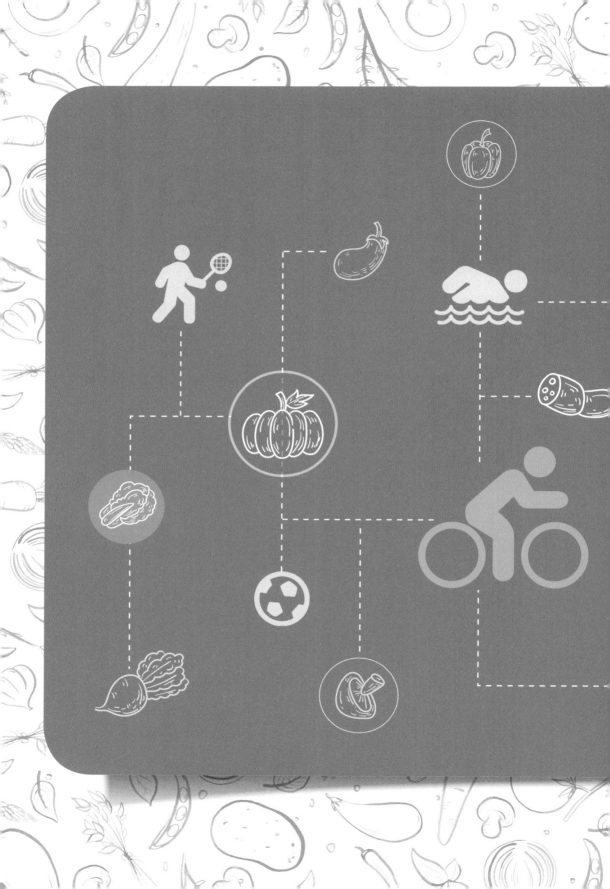

第四章

防治甲亢，
让甲状腺不再亢奋

甲亢是由于甲状腺合成释放过多的甲状腺激素，造成机体代谢亢进和交感神经兴奋，引起心悸、出汗、进食量增大、便次增多和体重减少的病症。多数患者还同时有突眼、眼睑水肿、视力减退等症状。甲亢患者如果长期没有得到规范的治疗，可引起甲亢性心脏病，甚至导致甲亢危象而危及生命，所以甲亢患者要积极、合理调养。

了解甲亢

什么是甲亢

甲亢全称是甲状腺功能亢进症，是指由多种原因导致的甲状腺出现高功能状态，引起甲状腺激素分泌增多，从而使得人体出现基础代谢率高、多系统亢进及神经系统兴奋性增高的一种临床综合征，同时还可伴随眼睛和其他器官、系统的一些异常表现。

甲亢有哪些症状

甲亢的症状比较复杂，主要表现为甲状腺激素过多造成的全身多系统异常表现、甲状腺本身的改变和眼部的改变。

全身各系统症状

新陈代谢加快：甲亢患者常怕热、多汗，并且会出现低热，甲亢危象时可有高热；平时多有心慌、心跳加速，食量明显增加，但体重下降的情况。

情绪激动：甲亢患者容易激动，常有焦虑、失眠、紧张、思想无法集中、烦躁、猜疑等症状，偶尔还会出现幻觉。

生殖系统功能改变：女性患者会出现月经失调；男性患者则会出现性功能衰退，如阳痿等。

内分泌失调：甲亢患者由于平时食量增加，导致机体内分泌失调，还会引起糖尿病。

心脏疾病：甲亢患者常有心动过速、心悸等症状，重者还有心律失常、心力衰竭等表现。

甲状腺本身的改变

一般是弥漫性、对称性肿大，肿大的甲状腺会随着吞咽上下移动。病程短的患者，触摸其甲状腺时感觉比较柔软；病程长的患者，触摸其甲状腺时感觉质地变得坚韧。

眼部的改变

眼部的改变即甲状腺眼症，一般发生在甲亢治疗前、治疗期间、治疗后，患者大多会有单侧或双侧眼球向前突出、睑裂增宽、眨眼次数减少及有畏光、流泪、复视等症状，严重者会失明。

得了甲亢的明显信号

1. **怕热、多汗**。怕热，即使在冷天也比正常人的衣服穿得少，出汗较多，尤以手掌、面颈部以及腋下为甚。

2. **心慌、心跳加快**。在不活动的时候，每分钟心跳也常在 100 次以上，这是甲亢在心血管系统的表现，也有甲状腺激素的作用。

3. **脖子肿大，变粗**。不是每个甲亢患者都会出现脖子肿大、变粗现象。有很多人得病以后，只见到其中的一部分表现。生活中动不动就"脸红脖子粗"的人，应该查查甲状腺功能是不是出了问题，是不是患了甲亢。

4. **易激动**。容易急躁、愤怒、激动，而且不易控制，常是发完脾气后会觉得自己有些过分，但当时不能自控。有些人还有紧张、多虑、善猜疑的表现。还有些人做事情思想不能集中，思维跳跃，记忆力减退，甚至会出现幻觉等。

5. **消化系统症状**。食量大，容易饿，多吃不胖，反而消瘦。食欲亢进，肠蠕动加快，大便次数增多或腹泻。

甲亢分类

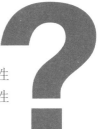

1. 甲状腺性甲亢。病因在甲状腺本身，包括：①毒性弥漫性甲状腺肿。②毒性结节性甲状腺肿。③毒性甲状腺腺瘤。④亚急性及慢性淋巴细胞性甲状腺炎伴甲亢。⑤甲状腺癌伴甲亢。

2. 垂体性甲亢。由于垂体瘤分泌促甲状腺激素增加，致垂体性甲亢。

3. 妇产科情况及妇科疾病引起的甲亢。包括甲状腺肿样卵巢瘤、绒毛膜上皮癌伴甲亢、葡萄胎伴甲亢等。

4. 小儿甲亢。包括新生儿甲亢和儿童甲亢。

5. 药源性甲亢。包括甲状腺激素服用过量所致甲亢、干扰素所致甲亢、碘剂过量所致甲亢、碳酸锂所致甲亢等。

在上述各种病因所致的甲亢中以毒性弥漫性甲状腺肿（Graves病）最为多见，约占整个甲亢的 80%。

甲亢检查

1. 甲状腺功能检查。①检查甲状腺功能。包括 FT_3、FT_4、TSH 等的测定，可了解血清甲状腺激素高低和垂体 - 甲状腺轴调节的情况。

2. B 超检查。可发现甲状腺肿大程度、性质，单结节或多结节，为诊断提供帮助。

3. 核素检查。可了解甲状腺肿大情况，单结节或多结节，甲状腺代谢功能，对鉴别诊断甲亢有意义。

4. 其他检查。服用抗甲状腺药物之前，还会检查肝功能和血常规，了解是否有服药禁忌证。

为什么会得甲亢

1. 毒性弥漫性甲状腺肿。引起甲亢的常见的病因是毒性弥漫性甲状腺肿，多发生在女性身上。

2. 疾病引起。一些其他疾病也可引起甲亢，包括毒性多结节性甲状腺肿、自主性高功能甲状腺腺瘤、亚急性甲状腺炎等。

3. 遗传因素。临床上发现家族性甲亢不少见，这说明甲亢有家族遗传倾向。

4. 自身免疫。人体免疫细胞是保护自己的"卫兵"，但有时候也会出现误伤"自己人"的现象。在甲亢患者的血液中可以检查到自身免疫的抗体，说明甲亢和自身免疫有关。

5. 其他因素。环境因素、精神因素，尤其是强烈的、突发的精神刺激，常可诱发甲亢的发病。

甲亢的危害有哪些

甲亢导致人体甲状腺激素增多，造成机体代谢亢进和交感神经兴奋，由此引发一系列危害，主要有以下 8 种。

1. 甲亢突眼。眼睛前突，眼皮闭不紧，视力下降，重度有失明风险。

2. 女性不孕。女性会导致不孕、流产或造成早产，如不及时接受治疗，恐将影响生育能力。

3. 多并发症。引发其他代谢异常疾病，如肝功能异常、白细胞减少等。

4. 脖子肿大。会导致甲状腺肿大使脖子变粗大，也就是通常说的"大脖子"病。

5. 影响骨骼。过速的新陈代谢使钙质流失，骨质变得脆弱，所以较易发生骨折。

6. 引发心脏疾病。甲亢患者因长期心跳过速，所以会导致出现心律不齐、心房颤动或心力衰竭等心脏病的症状。

7. 影响肠胃功能。使消化系统受损，引起腹泻和其他肠胃功能障碍，如多食、消瘦等。

8. 神经兴奋。情绪暴躁，神经过度兴奋导致失眠等。

甲亢的防治方案

药物治疗

目前医院经常配用的口服抗甲状腺药物是甲巯咪唑（他巴唑）和丙硫氧嘧啶等，主要是通过抑制或减少甲状腺激素合成来达到治疗目的。

选对药物

通常所说抗甲状腺药物，主要指的是咪唑类，如甲巯咪唑（他巴唑）和卡比吗唑（甲亢平）；硫脲类，如甲硫氧嘧啶和丙硫氧嘧啶。丙硫氧嘧啶还具有抑制外周组织中的甲状腺素（T_4）转换为三碘甲状腺原氨酸（T_3）作用，故起效较快，在发生甲亢危象时，可优先选用。

甲亢患者，尤其是甲状腺肿大明显的患者，在用药物内服治疗的同时，适当配以药物局部外敷治疗，也可起到较好的辅助治疗作用。常用药物有瘿瘤膏，每次取适量外敷双侧甲状腺部位，每日 1 次，可起到软坚、散结、消瘿之功效。

服药次数

丙硫氧嘧啶在肝脏中代谢较快，在体内的药效时间较短，一般 6~8 小时服药 1 次，每天可服药 3 次。而甲巯咪唑药效时间较长，可以每天服用 1 次。

甲亢药物治疗分三期

用抗甲状腺药物治疗甲亢，通常是一个长期的过程。药物的剂量在不同的疾病阶段也不同，可分为初治期、减量期和维持期三个时期。

初治期： 在初治期用药剂量较大，目的是迅速降低血液中甲状腺激素水平，减轻患者的症状，此期需要 6~8 周。

减量期： 当患者的症状得以控制后，则进入减量期，每 2~4 周减量一次，减少每天用量，只要症状不反复，一般在 3~4 个月便可以从减量期进入维持期。

维持期： 一般为每天治疗用药的 1/3~1/6（如甲巯咪唑 5~10 毫克，必要时为每天 2.5 毫克），通常是看能否用最小的药物剂量，维持治疗 1~1.5 年。维持治疗使病情稳定，为后面停药做准备。减药、停药及疗程，都需经专业医师指导。

甲亢药物治疗优缺点

优点： 有效而且比较温和，在治疗过程中能及时调整药量，一般不会引起永久性甲减。

- -

缺点： 治疗过程长，通常需规范服药治疗 1~2 年或更长时间，停药或减量时甲亢可能复发，所以需要在专科医生指导下调整药物剂量。在治疗期间，抗甲状腺药物可能会引起肝功能及造血功能的损害，如果一旦发生损害，则要求停药或配合服用相应的治疗肝功能和造血功能的药物。

- -

预防甲亢复发的措施

1. 不吃含碘中药，坚持服用治疗药物： 从药物的角度预防甲亢复发包括两个方面的内容，一是有些药物易诱发甲亢复发的当禁用或慎用，主要是碘制剂和含碘较多的中药，如海藻、昆布等，应不食；二是要继续服用药物治疗一段时间，巩固疗效，以防止甲亢的复发。

2. 少吃含碘食物和刺激性食物： 饮食不当也会导致甲亢的复发，但每个患者的情况不一样，对食物的敏感程度也不同。一般来讲，海带、紫菜等海产品因含碘量较高，易诱发甲亢，故应少食或不食；浓茶、葱、蒜等刺激性食物以及油腻的食物也应少食，因为这些食物易损伤脾胃，使脾胃气机阻滞，助湿生痰，以致诱发甲亢。

3. 保持乐观开朗的精神状态： 甲亢病愈后要保持乐观心态，一方面要愉快，不可一天到晚担心甲亢复发，要知道，越是担心越不利于身体的恢复；另一方面要积极调整不良心态，保持乐观的精神可使气血和畅，营卫流通，精神畅达，气血调畅，阴阳平衡，五脏六腑功能正常，就有助于防止甲亢的复发。

饮食调养

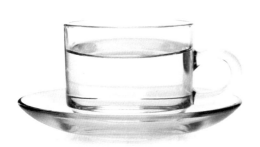

甲亢患者多喝水可以补充流失的水分和矿物质。

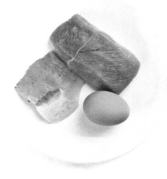

鱼类、肉类、蛋类富含蛋白质，适合能量消耗过快的甲亢患者食用。

宜 增加能量供给和增加餐次。每日应供给足够的碳水化合物，以纠正过度消耗。每日能量供给比正常人增加 50%~75%，以满足过量的甲状腺素分泌所引起的代谢增加。为了纠正体内消耗，在每日三餐饮食外，两餐间增加点心，以改善机体的代谢紊乱。此外，甲亢患者的基础代谢加快，出汗增多，容易导致体内水和矿物质过度流失，因此应该多喝水，及时补充体内流失的水分。

宜 以营养丰富的高蛋白、高维生素饮食为主。平均每日每千克体重供给蛋白质 1.5 克，适当增加动物性蛋白，如牛肉、猪肉、各种鱼类等的摄入；还有各种新鲜水果及富含钙、磷的食物，如牛奶、果汁、鸡肉、鸭肉、鲜鱼等。低钾时，可多吃橘子、苹果等。甲亢患者因基础代谢率异常增高，多种水溶性维生素缺乏，尤其是 B 族维生素易缺乏，所以应保证维生素的供给，同时多补充维生素 A 和维生素 C。

甲亢患者通过高热量、高蛋白、高维生素饮食以及钙、磷、钾的补充，可纠正因代谢亢进而引起的消耗，从而改善全身状况。

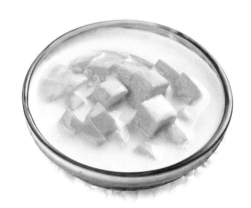

牛奶水果捞含丰富的钙质和维生素，可以补养甲亢患者。

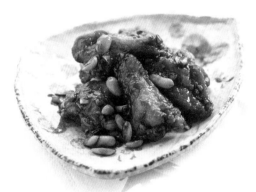

甲亢患者不宜多吃油腻、煎炸食物。

宜

可适当补充钙、磷、钾。预防骨质疏松、病理性骨折，应适量增加钙、磷的供给，尤其是对症状长期不能控制的患者和老年患者。钾是人体细胞内的主要阳离子，高钾血症和低钾血症状态下细胞都会失去功能，并出现无力、嗜睡、胃张力低下，甚至出现严重心律失常而致死。故应监测血钾，严密观察病情。甲亢伴低钾血症或周期性麻痹者，应及时补钾。另外，补充维生素D有助于促进钙、磷等矿物质的吸收。

忌

不宜食温热性食物和刺激性食物。甲亢患者多属阴虚阳亢体质，宜食清淡之品，不要过食肥甘厚味，以免助热生湿、生痰化热，尤其应忌油腻煎炸、辛辣及刺激性食物和饮料。此外，老年患者还需注意饮食宜清淡，软硬合适，温热相宜，忌黏硬生冷、油腻厚味、香燥炙烤之物。甲亢患者亦应注意怒后勿食，食后勿怒，勿饱餐后即卧床，同时要避免饥极而暴食，渴极而大饮。

营养成分表

每100克含量	
热量	125 千卡
蛋白质	19.9 克
脂肪	4.2 克
碳水化合物	2 克
铁	3.3 毫克
锌	4.7 毫克

中医认为，牛肉有补中益气、滋养脾胃、强健筋骨、化痰息风的功效。

牛肉含有丰富的钾，可以为甲亢患者补充钾元素。

推荐食疗方

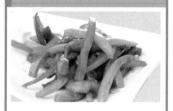

甜椒牛肉丝

牛肉100克，黄、红、青三色甜椒丝各10克，淀粉、无碘盐、生抽、姜末、油各适量。牛肉洗净切丝，用淀粉、生抽腌制20分钟。油锅烧热，放牛肉丝炒至变色，盛出。余油爆香姜末，放甜椒丝翻炒，再放牛肉丝和无碘盐翻炒片刻即可。

养护甲状腺关键词： 蛋白质　铁　锌

牛肉

推荐理由：牛肉营养价值较高，富含蛋白质和氨基酸，有利于提高机体抵抗力，提高人体的抗病能力，还能为患有甲亢的患者补充营养，有助于甲亢患者的病情恢复和身体健康。

饮食小贴士：中医认为牛肉对脾胃有好处，冬天吃牛肉有暖胃的功效。

注意事项：患有感染性疾病、肝病、肾病的人应少食牛肉。

营养成分表

每100克含量	
热量	96千卡
蛋白质	17.9克
维生素A	14微克
碳水化合物	1.7克

泥鳅是高蛋白、低脂肪、富含矿物质的食物。

泥鳅也适宜身体虚弱、营养不良、脾胃虚寒的人食用。

推荐食疗方

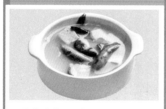

泥鳅香菇豆腐汤

处理好的泥鳅、豆腐块各150克，干香菇15克，料酒、葱段、姜片、无碘盐、油各适量。干香菇泡发，切块。油锅烧热，放葱段、姜片、泥鳅炒至金黄，加水、料酒、豆腐、香菇块、无碘盐，用小火煨炖至泥鳅肉熟即可。

养护甲状腺关键词： 蛋白质 维生素

泥鳅

推荐理由： 泥鳅含有丰富的蛋白质及多种维生素，其中维生素 B_1、维生素 A、铁的含量较高，甲亢患者适量吃泥鳅有助于补充身体的营养，而且有利于缓解病情。

饮食小贴士： 新鲜的泥鳅可以用来煮汤、炒食、炖食等，和豆腐搭配营养价值更高。

注意事项： 因为泥鳅生活在淤泥中，体内可能存在寄生虫，所以吃泥鳅时一定要将其彻底煮熟后再食用，以免感染寄生虫。

营养成分表

每 100 克含量	
热量	559 千卡
蛋白质	17.3 克
脂肪	36.7 克
碳水化合物	41.6 克

腰果中维生素 B₁ 含量丰富，有补充体力、消除疲劳的功效。

腰果含油量高，痰多者不宜多吃。

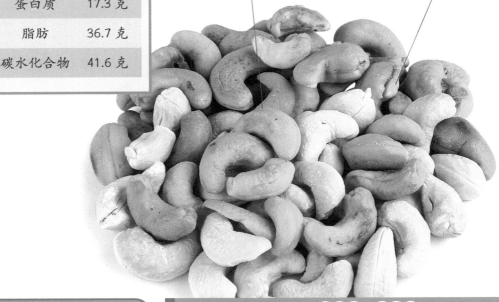

推荐食疗方

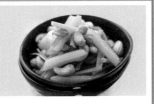

西芹腰果

西芹 100 克，腰果 30 克，无碘盐、葱花、油各适量。将西芹洗净，切段，焯水。热锅下入腰果，小火慢慢炒至金黄色后盛出；油锅烧热，下葱花炝锅后放入西芹段大火炒熟，最后下入腰果、无碘盐翻炒出锅。

养护甲状腺关键词： 蛋白质 维生素

腰果

推荐理由： 腰果中含有丰富的蛋白质，可以提高身体的抗病能力，帮助甲亢患者强健骨骼，预防骨质疏松；还有丰富的维生素，甲亢患者食用可以补充体力。腰果中还含有非常丰富的油脂，可以润肠通便，缓解便秘，加强毒素的排出。

饮食小贴士： 在将腰果入菜的时候，不宜加油，可直接炒，避免热量过高。腰果出现"哈喇"味，不能再食用。

注意事项： 腰果含油脂丰富，多食宜加重肝脏负担，故不适合肝功能严重不良者食用。腰果热量较高，多吃易致发胖。

营养成分表

每100克含量	
热量	77 千卡
碳水化合物	17.2 克
钾	342 毫克

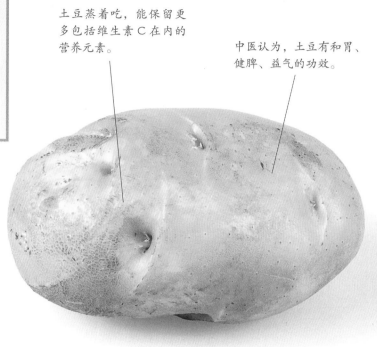

土豆蒸着吃，能保留更多包括维生素 C 在内的营养元素。

中医认为，土豆有和胃、健脾、益气的功效。

推荐食疗方

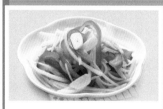

双椒土豆丝

土豆 1 个，红甜椒、青椒各 10 克，无碘盐、醋、油、蒜片各适量。土豆削皮切细丝，放水中浸泡。青椒和红甜椒分别去子、洗净、切丝。油锅烧热，放入蒜片、土豆丝翻炒，加无碘盐、醋炒匀，再放入青、红椒丝一起翻炒至熟即可。

养护甲状腺关键词： 碳水化合物　钾　膳食纤维

土豆

推荐理由： 土豆富含碳水化合物，甲亢患者代谢旺盛，吃土豆有助甲亢患者补充能量。甲亢容易合并低钾血症，土豆富含钾元素，有助于缓解病情。

饮食小贴士： 土豆营养价值丰富，蒸着吃能够较大程度地保留其营养物质，还有助于消化吸收。

注意事项： 土豆皮变绿或发芽会产生一种叫龙葵素的毒素，吃了易中毒，所以皮变绿和发芽的土豆不宜吃。

营养成分表

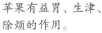

每 100 克含量	
热量	54 千卡
碳水化合物	13.5 克
钾	119 毫克

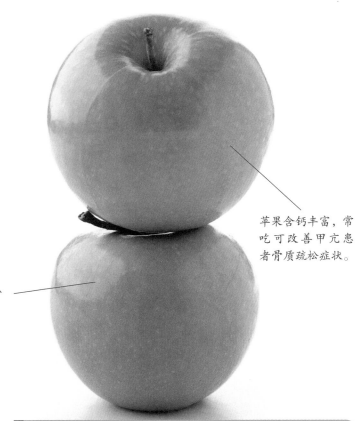

苹果含钙丰富，常吃可改善甲亢患者骨质疏松症状。

苹果有益胃、生津、除烦的作用。

推荐食疗方

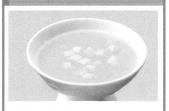

苹果玉米羹

苹果 1 个，玉米面 50 克，冰糖适量。苹果去皮，切小粒；玉米面加入适量凉水调成稀糊状备用。将苹果粒放入锅中，加水和冰糖煮 10 分钟，倒入玉米面糊，边倒边搅拌，改小火继续煮至熟，即可出锅。

养护甲状腺关键词： 膳食纤维 钾

苹果

推荐理由： 苹果富含膳食纤维和矿物质，有助于帮助甲亢患者补充迅速消耗的营养物质，还利于排出体内毒素垃圾，对身体健康有益。苹果中含有充足的钾，可与体内过剩的钠结合并排出体外，从而减轻水肿。

饮食小贴士： 市面上买回来的苹果皮上面易有农药残留，一定要清洗干净以后再食用。

注意事项： 脾胃功能不好的人不宜早上空腹吃苹果。

营养成分表

每 100 克含量	
热量	341 千卡
蛋白质	9.4 克
脂肪	2.5 克
碳水化合物	72.2 克
磷	356 毫克
钾	256 毫克
镁	147 毫克

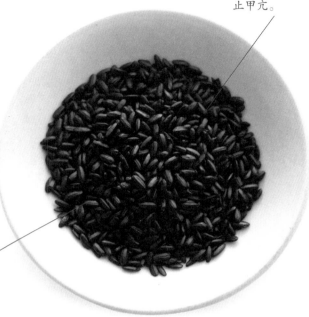

黑米营养价值高，常吃可增强免疫力，防止甲亢。

黑米有开胃益中、健脾活血、明目的功效。

推荐食疗方

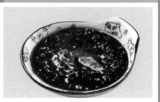

黑米苹果粥

黑米 100 克，苹果 1 个，冰糖适量。黑米洗净，提前浸泡；苹果去皮，切小块。将两者一同放入锅中，加水煮至米烂粥熟，再加冰糖调味即可。

养护甲状腺关键词： 微量元素 蛋白质

黑米

推荐理由：黑米能为甲亢患者提供蛋白质、碳水化合物、B 族维生素、铜等物质，还能为人体提供充足的热量。

饮食小贴士：在煮黑米粥的时候，可以提前将黑米在水中泡一个晚上，这样在煮粥时容易煮烂，而且黑米煮出来口感更加软糯。

注意事项：病后消化能力弱的人慎吃黑米。

营养成分表

每 100 克含量	
热量	32 千卡
蛋白质	2.4 克
碳水化合物	6 克
钾	195 毫克

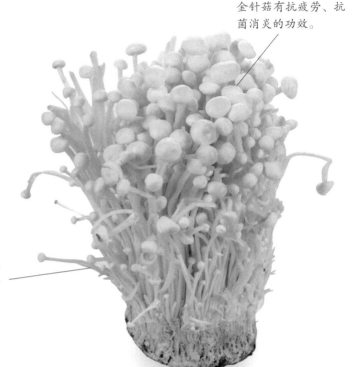

金针菇有抗疲劳、抗菌消炎的功效。

金针菇中含锌量比较高，可调节免疫力。

推荐食疗方

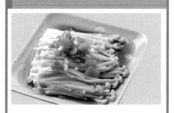

凉拌金针菇

金针菇 100 克，尖椒丁、葱花、蒜末、生抽、醋、香油、无碘盐各适量。金针菇去掉根部，撕成小份，放入开水锅中，烫 1 分钟，捞出控干水分。将金针菇放入盘内，上面撒上尖椒丁、葱花、蒜末、生抽、无碘盐、醋、香油拌匀即可。

养护甲状腺关键词： 蛋白质 钾 膳食纤维

金针菇

推荐理由： 金针菇中蛋白质和氨基酸的含量很高，能有效促进体内新陈代谢，有利于食物中各种营养素的吸收和利用，能更好地为甲亢患者补充营养。金针菇还是高钾低钠食物，含有的膳食纤维能够帮助降低体内的胆固醇。

饮食小贴士： 金针菇不可一次性食用过多，以免引起腹泻。

注意事项： 金针菇性寒凉，所以脾胃虚弱的人应少食。慢性腹泻、关节炎的患者也应慎吃金针菇，以免加重病情。

营养成分表

每100克含量	
热量	41 千卡
蛋白质	2.7 克
脂肪	0.2 克
碳水化合物	8.2 克
维生素 A	25 微克
锌	0.72 毫克

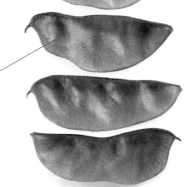

扁豆含有丰富的维生素 C 和铁，甲亢伴贫血患者可以常食。

扁豆有健脾利湿、消暑解毒的功效。

推荐食疗方

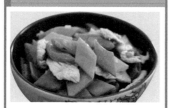

猪肉焖扁豆

五花肉、扁豆各 100 克，胡萝卜片、姜末、葱花、料酒、无碘盐、油各适量。五花肉、扁豆分别洗净切片。油锅烧热，下入五花肉片和料酒煸炒至变色，放入葱花、姜末爆香，再放入扁豆片和胡萝卜片同炒至熟，加无碘盐调味即可。

养护甲状腺关键词： 维生素 锌

扁豆

推荐理由： 扁豆营养丰富，含有蛋白质、膳食纤维、维生素 A、维生素 B_1、维生素 B_2、维生素 C 等，能为甲亢患者提供多种营养。

饮食小贴士： 扁豆生食或不完全熟食后部分人可引起头痛、头昏、恶心、呕吐等中毒反应，所以一定要烧熟了再吃。扁豆一次性不宜食用过多，多吃容易引起腹胀。

注意事项： 脾胃虚寒者慎食扁豆。

！注意事项：

• 空腹运动容易引起低血糖，宜在饭后1小时运动。甲亢患者运动间隙应至少休息5~10分钟，以防止出现身体不适。

运动调养

甲亢患者进行适当的体育锻炼是非常必要的，能增强体质。在进行体育锻炼的时候，一定要根据自己身体的实际情况来选择锻炼方式。甲亢患者坚持运动锻炼的同时，也需要积极治疗，按时服药，并定期检查甲状腺功能。

❶ 甩手

通过甩手，可以帮助活络全身血液，血液通畅能让全身营养物质更好地滋养内脏器官，帮助舒缓亢进的甲状腺。甩手动作要领为全身肌肉放松，自然站立，两臂下垂，双脚分开与肩同宽，双肩下沉，眼睛平视前方，以腰腿力量带动双臂有规律地前后摆动，不能只单纯甩两臂。

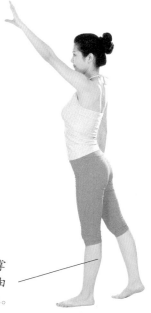

根据自己的体力掌握次数和速度，由少到多，循序渐进。

❷ 球上泳姿瑜伽

瑜伽是很好的调节情绪的运动，也符合轻、缓、平和的特点，能够帮助甲亢患者控制不良情绪和病情。动作为将瑜伽球置于胸腹部下方，整个身体充分伸展，然后交替举起一侧手臂和对侧的大腿，同时保持身体平衡，头部尽力向上仰起，直至保持平衡时可以将另一侧支撑手脱离地面。

瑜伽属于有氧运动，可以帮助甲亢患者提高免疫力。

❸ 太极拳

　　太极拳是常见的运动方法之一，简单易学，不受时间和地点的限制，也适合老年人。太极拳可以改善血液循环，提高人体平衡协调功能，有助于甲亢的恢复。体力好的人可以做一整套，而力量较弱的人可以只做几个动作。

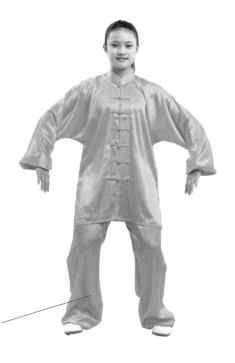

动作宜柔和缓慢，连绵不断。

不同时期的运动

● 在甲亢急性发作期，一定要卧硬板床休息，并采取适当的治疗，禁止进行体育运动。

● 缓解期或已经缓解仅有轻微症状的患者，建议进行适当的锻炼，但要选择动作幅度比较小的运动。

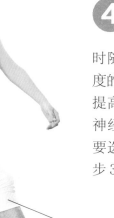

❹ 散步

　　甲亢患者若无远足肢体疾病，可随时随地进行散步锻炼。每天进行适当强度的散步，可以降低交感神经的兴奋性，提高迷走神经的兴奋性，使甲亢患者的神经兴奋状态和高代谢症状得以改善。要选择平坦、安静的环境进行，每天散步30分钟以上，宜在饭后30分钟进行。

散步时昂首挺胸，保持肢体舒展。

经络穴位调养

甲亢除了药物疗法、手术疗法、^{131}I 放射治疗外，也可运用中医的穴位疗法，以激发身体的自愈力，加快病体的恢复。根据不同的病因和病症选择不同的穴位，以起到辅助治疗的效果。

> **! 注意事项**
>
> • 每日宜自我按摩2~3 次，按摩时保持情绪平和，采取适宜的体位。
>
> • 按摩时用力要恰当，因为力度过小起不到应有的刺激作用，过大易产生疲劳感。

❶ 刮痧天突穴

经常刺激天突穴有理气平喘的功效，对于甲亢引起的心悸、心跳过速等有一定缓解作用，还能直接作用于甲状腺，降低代谢。手持刮痧板，用刮痧板一角刮拭天突穴 50~100 次，力度微重，以局部潮红出痧为度。

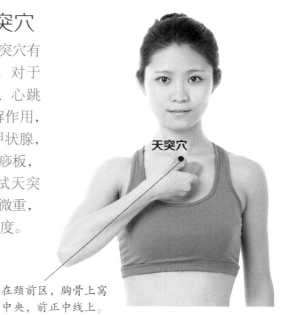

天突穴

在颈前区，胸骨上窝中央，前正中线上。

颊车穴

在面部，下颌角前上方 1 横指。

❷ 揉按颊车穴

经常按摩颊车穴具有补气养血、平肝息风的作用，能减轻甲状腺激素分泌过多对肝脏的毒性作用，缓解病情。用食指和中指指腹叠加揉按颊车穴，每天揉按 100~200 次。

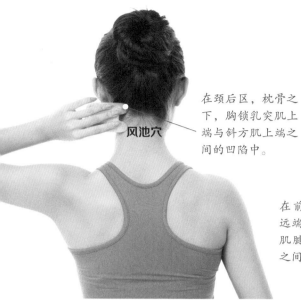

在颈后区，枕骨之下，胸锁乳突肌上端与斜方肌上端之间的凹陷中。

风池穴

❸ 刮痧风池穴

刺激此穴有平肝息风、通利官窍、导气通络的功效，甲亢患者常刮痧此穴可缓解精神不振和全身不适。用刮痧板一角从上向下刮拭风池穴 30~50 次，以出痧为度。

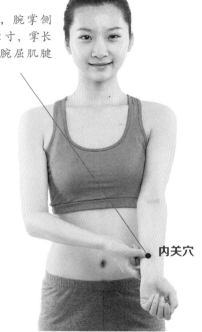

在前臂前区，腕掌侧远端横纹上 2 寸，掌长肌腱与桡侧腕屈肌腱之间。

内关穴

❹ 按摩内关穴

刺激内关穴有宁心安神、理气止痛的功效，甲亢患者经常按摩此穴位，能够在一定程度上减轻焦虑、失眠、烦躁的症状。用拇指指腹在内关穴上按揉 1~2 分钟，力度由轻渐重，至感觉温热舒适为宜。

在面部，目内眦内上方眶内侧壁凹陷中。

睛明穴

❺ 挤按睛明穴

经常按摩睛明穴可以疏通眼部气血，使眼睛明亮、滋润，特别适合甲亢伴有眼突症状者。用双手拇指指腹挤按两侧睛明穴 3~5 分钟。

生活调养

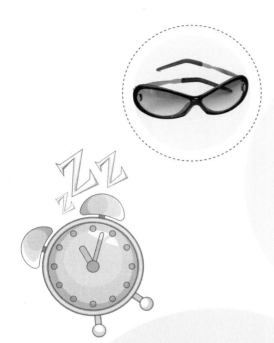

佩戴太阳镜

部分甲亢患者会同时伴有眼球突出等眼部症状，使眼睛更容易受紫外线侵蚀，对阳光也更敏感。因此，外出时宜佩戴太阳镜，避免长时间在烈日下暴晒。

随身携带眼药水

眼干和眼睛痒是甲亢常见的并发症。宜随身携带滋润类的眼药水，及时缓解眼部不适。如果眼睛有异物感、感觉不适，不能用手直接揉眼，可以做转动眼球等动作。定期去医院检查，避免并发症的加重。

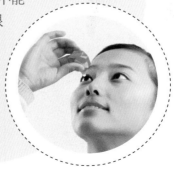

　　甲亢发病率高，复发率高，对待甲亢，我们要积极地预防。在生活中不要过度劳累，少生气，规律生活，科学饮食，远离电离辐射和污染的环境，远离各种诱发因素，做好预防和护理，让甲亢离我们远一点。

用眼适度，及时休息

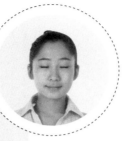

　　甲亢很有可能会引起眼部疾病，比较典型的就是伴有眼突，还可能会出现畏光、肿胀疼痛、流泪等，有这些状况的患者眼部很容易疲劳。甲亢患者要避免用眼过度，尽量不要长时间盯着手机、电脑等电子设备，在用眼一段时间后可以闭眼休息一会儿。

睡觉宜头高脚低

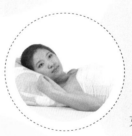

　　甲亢患者睡觉时可使头部的位置比身体其他部位略高（即头高脚低位），一方面可减少头面部水肿，另一方面可减轻眼压。如果眼睛闭合不全，睡觉时可使用眼罩。

戒烟忌酒

　　烟草和酒精对人体都有很大的伤害，对甲状腺也会产生刺激。甲亢是甲状腺功能亢进引起的甲状腺激素分泌异常，会引发全身各器官的代谢加强，甲亢患者吸烟、喝酒，会对身体各神经、器官、组织形成刺激，长时间如此会导致病情加重。

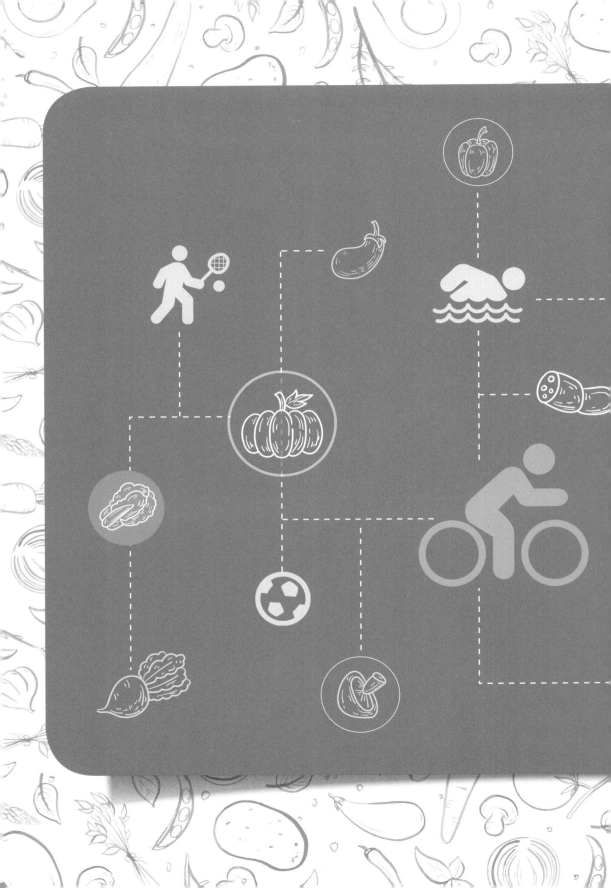

第五章
防治甲减，
让甲状腺恢复正常活力

　　甲减是由于甲状腺激素合成及分泌减少，或其生理效应不足所致机体代谢降低的一种疾病。患此病后患者往往脸部水肿、身上干燥瘙痒、记忆力减退、反应迟钝、便秘、消化不良。

了解甲减

什么是甲减

　　甲减全称是甲状腺功能减退症，是常见的内分泌疾病，症状可不典型且多样化，是由于机体甲状腺激素的合成或分泌减少，或生理效应不足而引起的内分泌疾病，可累及全身各个脏器系统，是一种临床综合征，表现为机体代谢活动及各个系统的功能下降。

甲减有哪些症状

　　甲减的典型症状包括四肢乏力、关节僵硬、反应迟钝、记忆力下降、瞌睡、食欲不振、体重增加、腹胀、大便干燥、胸闷、气短、怕冷、耳鸣、女性月经紊乱、男性性功能减退等。

早期症状

　　甲减早期表现出来的症状有疲劳、贪睡、怕冷、水肿、食欲减退、体重增加、脱发、血压增高、女性月经紊乱等，部分患者会出现甲状腺肿大的症状。

体检症状

　　医院检查时可发现一部分甲减的患者多皮肤蜡黄、干燥少汗，眼睑、面部水肿，心率缓慢、心音低钝。病情严重者会有昏迷、全身黏液性水肿的症状。一般在血液检查时还会发现甲状腺激素和促甲状腺激素水平有异常变化。

甲减如何分类

按其病因及病位不同分为原发性甲减、继发性甲减及周围性甲减三类。

根据发病年龄、病理生理改变的不同，又可分为先天型、幼年型和成年型三类。

根据病因分类可分为药物性甲减、自身免疫性甲减、甲状腺手术后甲减、特发性甲减、垂体或下丘脑肿瘤手术后甲减、消耗性甲减等。

为什么会得甲减

导致甲减的病因可分为先天性和后天性两种。

先天性

主要是遗传所导致的甲状腺激素合成缺陷、甲状腺组织发育不全或异常等，大多发生在新生儿期或青春期。

后天性

医源性： 1.甲状腺手术时，将甲状腺全部切除，或切除的甲状腺组织过多。2.使用放射性 ^{131}I 治疗甲亢时，^{131}I 用量过大。3.有些药物能抑制甲状腺激素的生成，比如抗甲状腺药物，在治疗甲亢时如果用量过大可引起甲减。

碘摄入异常： 长期性的缺碘会使合成甲状腺激素的原料不足，从而导致甲状腺激素的生成减少而引起甲减。

下丘脑－垂体前叶病变： 当下丘脑或者垂体因为各种原因而导致促甲状腺激素合成或分泌不足时，也会引起甲状腺生成甲状腺激素的功能减弱。

一过性甲减： 比如产后淋巴细胞甲状腺炎、亚急性甲状腺炎可导致患者发生一过性甲减。

甲状腺炎造成甲状腺组织破坏： 多种甲状腺炎会引起甲状腺组织破坏，其中常见的是由慢性淋巴细胞性甲状腺炎所致的甲减。

甲减的危害

甲减会影响患者全身各个脏器系统功能，对不同的系统都存在一定的危害。

对神经精神系统的危害

记忆力减退、智力下降、反应迟钝、头晕、头痛、嗜睡、耳鸣、耳聋、眼球震颤。病情较严重者还会出现痴呆。

对运动系统的危害

全身乏力，肌肉软弱无力、疼痛、强直，还会有关节病变的发生，如慢性关节炎。

对消化系统的危害

主要表现为厌食、食欲下降、腹胀、便秘。症状严重者可出现麻痹性肠梗阻，还易患恶性贫血或缺铁性贫血。

对心血管系统的危害

心动过缓、心输血量减少会引起低血压、心音低钝、心脏扩大，可并发冠心病，甚至伴随有胸腔积液和心包积液。

对内分泌系统的危害

女性月经紊乱，表现为月经过多，久病者还会引发闭经、不孕；男性则导致阳痿、性欲减退。

甲减检查

1. 甲状腺功能检查。血清 TT_4、TT_3、FT_4、FT_3 低于正常值。

2. 血清 TSH 值。①原发性甲减。TSH 明显升高同时伴游离 T_4 下降。亚临床型甲减血清 TT_4、TT_3 值可正常，而血清 TSH 轻度升高。血清 TSH 水平在 TRH 兴奋剂试验后，反应比正常人高。②垂体性甲减症。血清 TSH 水平低或正常或高于正常，对 TRH 兴奋试验无反应。应用 TSH 后，血清 TT_4 水平升高。③下丘脑性甲减。血清 TSH 水平低或正常，对 TRH 兴奋试验反应良好。④周围性甲减。中枢性抵抗者 TSH 升高，周围组织抵抗者 TSH 低下，全身抵抗者 TSH 有不同表现。

3. X 射线检查。心脏扩大、心搏减慢、心包积液。

4. 心电图检查。低电压、Q-T 间期延长、ST 异常。超声心动图显示心肌增厚，心包积液。

甲减最怕出现甲减危象

当甲减病情极其严重时可能会出现甲减危象，死亡率较高。诱因多是严重的全身性疾病、甲状腺激素替代治疗中断、寒冷、手术、麻醉等，可能在天气寒冷的时候突然发病，因此甲减患者一定要注意保暖。

甲减的防治方案

药物治疗

　　目前，治疗甲减的主要药物是 T4 的人工合成品左甲状腺素钠片（LT4），它进入人体后会转化为 T_3 发挥生理作用，以恢复足够的激素水平，逆转甲减的症状和体征。LT4 有长期疗效确切、副作用少、剂量易调节、肠道吸收良好、药物成本低等诸多优点。

　　此外，临床常见的治疗甲减的甲状腺制剂还有干燥甲状腺片和三碘甲状腺原氨酸 T_3。干燥甲状腺片为猪、牛、羊的甲状腺取出结缔组织和脂肪后制成的，价格便宜，临床上较为常用，但疗效较差。T_3 肠道吸收稳定，但价格较贵。

服药剂量

　　服药要先从小剂量开始，开始服药时 LT_4 为 25~50 微克 / 天，甚至可以 12.5 微克开始（干燥甲状腺片为 10~20 毫克 / 次，尤其是老年人或伴心血管疾病者），以后逐渐增量，每 2~4 周增量一次，每次增量 LT_4 为 25~50 微克，2~3 个月可达到维持剂量，直至 TSH 值和 FT_4 值恢复正常。

　　一般替代剂量为 0.8~1.6 微克 /（千克·天）；儿童甲减约为 2 微克 /（千克·天）；新生儿甲减起始补充剂量应相对较大，可达 10~15 微克 /（千克·天）；甲状腺癌手术后约为 2.2 微克 /（千克·天）。每日服用一次。

　　三种甲状腺激素制剂间的等效价为：LT_4 50~100 微克 ≈ 干燥甲状腺片 40~ 80 毫克 ≈ T_3 30~40 毫克。

服药后，需要定期检测甲状腺功能指标

　　甲减患者补充甲状腺制剂后，每隔 4~6 周就需要检测相关激素指标，然后根据检测结果来调整用药的剂量，直到治疗达标，之后可以每隔 6~12 个月复查一次相关激素指标。原发性临床甲减的治疗目标是甲减的症状和体征消失，TSH、TT_4、FT_4 值维持在正常范围。原发性甲减患者一般需终身服用药物。

饮食调养

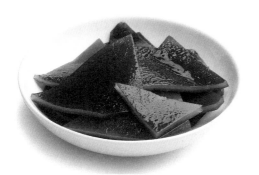

甲减患者可每周食用 2~3 次海带。

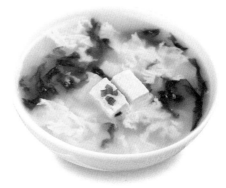

鸡蛋、豆腐富含蛋白质，紫菜含碘量高，此汤适合甲减患者食用。

宜 适量补碘限盐。缺碘引起的甲减应适量补碘。碘是制造甲状腺激素的原料，除了从碘盐中摄取，甲减患者还可从碘酱油和加碘面包以及含碘丰富的海产品中摄取碘。甲减患者甲状腺激素不足，多吃海产品既可以促进甲状腺激素的合成，还有软坚散结的作用，对抑制甲状腺肿大和结节有帮助。甲减患者由于黏液性水肿常手足肿胀、身体发胖，咸的食物会引起水、钠潴留而加重水肿。虽说甲减患者不像肾病患者那么严格要求限制食盐的摄入，但也要少吃偏咸的食品，如腌制的咸菜等。

宜 供给足量蛋白质。甲减患者要补充足够的蛋白质，如蛋类、奶类、肉类等。氨基酸是组成蛋白质的基本成分，每日约有 3% 蛋白质不断更新，甲减时小肠黏膜更新速度减慢，消化液分泌腺体受影响，酶活力下降，一般白蛋白减少，故应补充必需氨基酸，供给足量蛋白质，改善病情。

　　甲减疾病是当前发病率很高的内分泌疾病，对人体所造成的危害也是非常大的，因此对于患者来说，在积极、系统、正规治疗疾病的同时也要注意日常饮食。这也是很多甲减患者非常关心的问题。

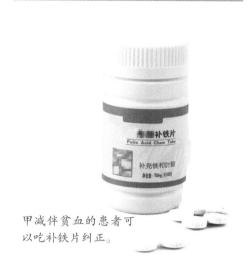

甲减伴贫血的患者可以吃补铁片纠正。

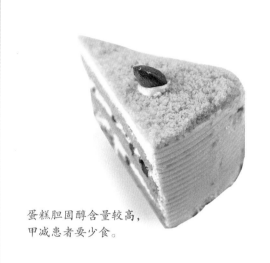

蛋糕胆固醇含量较高，甲减患者要少食。

宜

纠正贫血，供给丰富维生素。有贫血症的甲减患者应补充铁质、维生素 B_{12}、维生素 C，必要时还要供给叶酸、肝制剂等，可适量食用动物肝脏、猪瘦肉、鸡肉、鸭肉、甲鱼、淡水鱼、香菇、木耳、大枣、桑葚、胡桃肉、枸杞子、山药、芡实等食物。

忌

不宜摄入富含脂肪和胆固醇的饮食。甲减患者往往有高脂血症，这在原发性甲减上更明显，故应限制脂肪摄入量，每日脂肪供给应占总热量的 20% 左右，如限制摄入花生米、食用油、核桃仁、杏仁、芝麻酱、火腿、五花肉、乳酪等高脂肪食物。同时，还要限制富含胆固醇的饮食，如限食奶油、动物脑及内脏等。同时，不要大量吃卷心菜、白菜、油菜、木薯等食物，以免引起甲状腺肿大。

营养成分表

每 100 克含量	
热量	390 千卡
蛋白质	35 克
碳水化合物	34.2 克
钙	191 毫克
磷	465 毫克
钾	1503 毫克

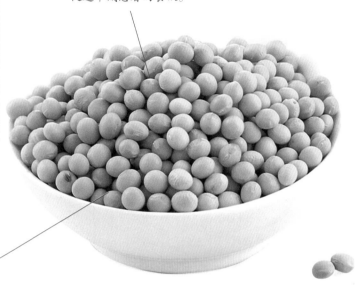

黄豆含有的有益物质可以调节人体肠胃功能，促进甲减患者的食欲。

脾虚气弱、消瘦少食、贫血、营养不良的人也适合食用黄豆。

推荐食疗方

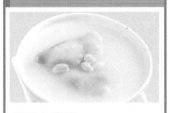

黄豆煲猪蹄

猪蹄 1 只，黄豆 150 克，料酒、盐各适量。猪蹄处理干净，切大块，余水。黄豆洗净，用温水浸泡 4 小时。猪蹄和黄豆放入砂锅中，加入适量水和料酒，大火烧沸转小火煲 2 小时，加盐调味即可。

养护甲状腺关键词： 蛋白质　钙　膳食纤维

黄豆

推荐理由： 黄豆富含优质蛋白，有助于甲减患者提高血浆蛋白水平，缓解水肿；富含膳食纤维，有助于甲减患者缓解便秘。黄豆中丰富的营养物质，如钙，有利于人体生长发育，对人体健康有重要作用。

饮食小贴士： 黄豆容易吸收湿气发霉，因此要保存在干燥通风的地方，及时散热散湿。

注意事项： 黄豆吃多了会胀气，所以消化功能不良、患有慢性消化道疾病的人应尽量少吃。

豆腐高蛋白、低脂肪，人体对其吸收率可达90%以上，适合甲减患者补充营养。

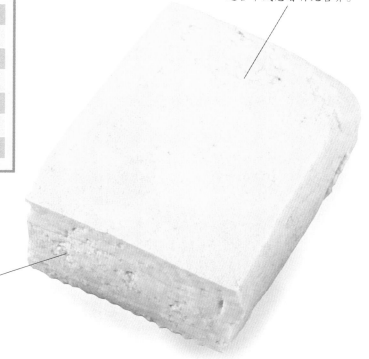

适量吃豆腐还能调节甲减患者代谢缓慢的问题。

营养成分表

每100克含量	
热量	82 千卡
蛋白质	8.1 克
碳水化合物	4.2 克
钙	164 毫克
铁	1.9 毫克
锌	1.1 毫克

推荐食疗方

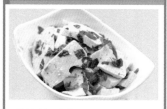

香椿拌豆腐

豆腐2块，香椿50克，盐、香油、生抽、白糖各适量。豆腐切成片，放入加了盐的开水中焯烫捞出；香椿去根部，择洗干净，焯水，沥干，切丁。把香椿丁和豆腐片放入盘中，再放入盐、香油、生抽、白糖拌匀即可。

养护甲状腺关键词： 蛋白质 钙 铁 锌

豆腐

推荐理由： 豆腐含有丰富的蛋白质和氨基酸，有益气和中、生津润燥的功效，适合甲亢伴有食欲减退的患者食用。豆腐含钙、铁、锌等营养物质，人体吸收率高，可以增强免疫力，有利于甲减患者的病情恢复。

饮食小贴士： 豆腐松软鲜嫩，比较容易消化吸收，适合脾胃虚弱的老人和小孩食用。

注意事项： 豆腐含嘌呤较多，嘌呤代谢失常的痛风患者和血尿酸浓度增高的患者多食易导致痛风发作，要少食。

营养成分表

每 100 克含量	
热量	57 千卡
蛋白质	1.9 克
碳水化合物	12.4 克
钙	16 毫克
磷	34 毫克

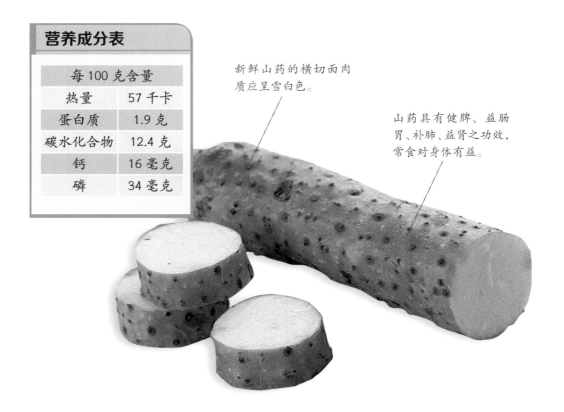

新鲜山药的横切面肉质应呈雪白色。

山药具有健脾、益肠胃、补肺、益肾之功效，常食对身体有益。

推荐食疗方

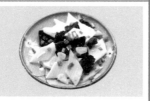

山药炒木耳

山药 1 根，干木耳 5 克，葱花、蒜片、盐、油各适量。山药去皮，洗净，切片；干木耳泡发，洗净，撕成小朵，焯水过凉备用。油锅烧热，放入蒜片炒香，加入山药片、木耳翻炒至熟，加盐调味，再加葱花炒匀即可。

养护甲状腺关键词： 氨基酸　维生素　磷　钙

山药

推荐理由： 甲减患者怕冷、喜热、乏力，多阳虚，适宜进食温热性、平和性食物。山药可以温阳健脾，甲减患者宜多食用。山药含有人体所必需的氨基酸、淀粉、维生素、磷、钙等多种营养物质，常食可强身健体。

饮食小贴士： 山药是药食两用的食材，以铁棍山药品质更佳。山药洗净后，戴塑胶手套去皮，以免使全身发痒。

注意事项： 山药有收涩的作用，故大便燥结者不宜食用。山药中的淀粉含量较高，胸腹胀满者应少吃。

营养成分表

每 100 克含量	
热量	39 千卡
碳水化合物	8.8 克
胡萝卜素	4130 微克
维生素 A	688 微克

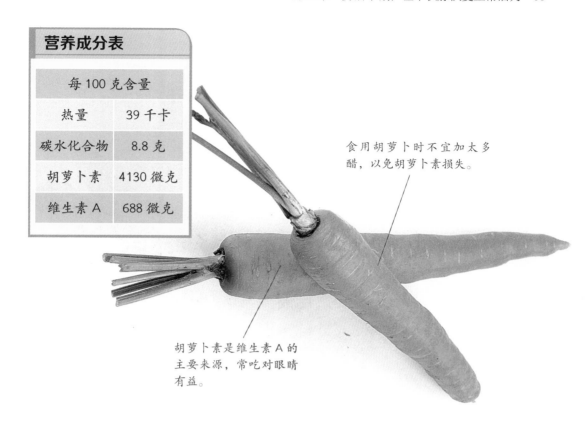

食用胡萝卜时不宜加太多醋，以免胡萝卜素损失。

胡萝卜素是维生素 A 的主要来源，常吃对眼睛有益。

推荐食疗方

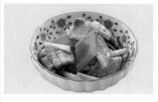

胡萝卜炒五花肉

胡萝卜1根,五花肉150克,小葱段、蒜片、料酒、生抽、盐、油各适量。胡萝卜洗净切片;五花肉洗净切片。油锅烧热,加入五花肉片和料酒炒至变色,加蒜片、胡萝卜片翻炒至熟,调入生抽、盐调味,撒小葱段炒匀起锅即可。

养护甲状腺关键词： 维生素 膳食纤维

胡萝卜

推荐理由： 胡萝卜含有多种维生素，比如胡萝卜素、维生素 E 等，可以帮助甲减患者提高机体抵抗力，符合甲减患者多维生素的饮食要求。胡萝卜含有膳食纤维，可以加强肠道的蠕动，帮助甲减患者预防便秘。

饮食小贴士： 最好不要生吃胡萝卜，生吃营养物质不容易被身体吸收。

注意事项： 胡萝卜榨成汁后营养成分会有所损失，所以不要长期榨汁喝。

营养成分表

每 100 克含量	
热量	28 千卡
蛋白质	2.6 克
脂肪	0.3 克
碳水化合物	4.5 克
胡萝卜素	2920 微克
铁	2.9 毫克

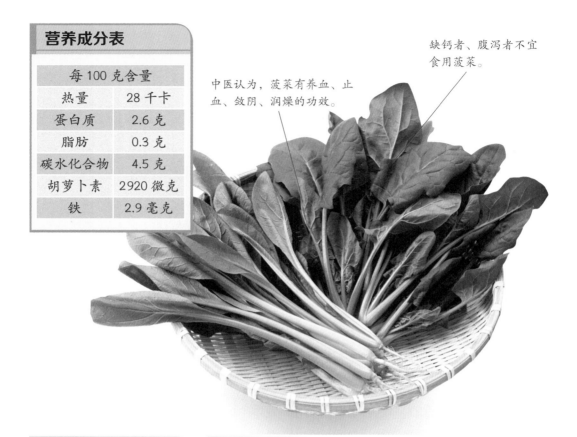

缺钙者、腹泻者不宜食用菠菜。

中医认为，菠菜有养血、止血、敛阴、润燥的功效。

推荐食疗方

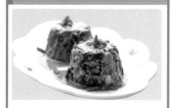

果仁菠菜

菠菜 1 把，熟花生碎、熟杏仁碎、熟腰果仁碎各 10克，枸杞子、芝麻酱、香油、盐、醋、生抽、白糖各适量。菠菜洗净焯水，过凉切段，放入茶杯中压实倒扣在盘中。将所有坚果碎和调料混合成汁浇在菠菜上，撒上枸杞子即可。

养护甲状腺关键词： 胡萝卜素　铁　钾　叶酸

菠菜

推荐理由： 菠菜中含有丰富的胡萝卜素和铁，也是维生素 B$_6$、叶酸、钾的来源。多吃菠菜对缺铁性贫血有改善作用，适合伴有贫血症状的甲亢患者常食。菠菜中所含的矿物质能促进人体新陈代谢，让人保持身体健康。

饮食小贴士： 菠菜草酸含量较高，宜先将菠菜焯水去掉一部分草酸再烹制。

注意事项： 菠菜烹调时间不宜过长，因为其中的维生素 C 遇热后容易氧化。

营养成分表

每 100 克含量	
热量	55 千卡
蛋白质	12.2 克
脂肪	0.3 克
钾	56 毫克
铁	8.7 毫克

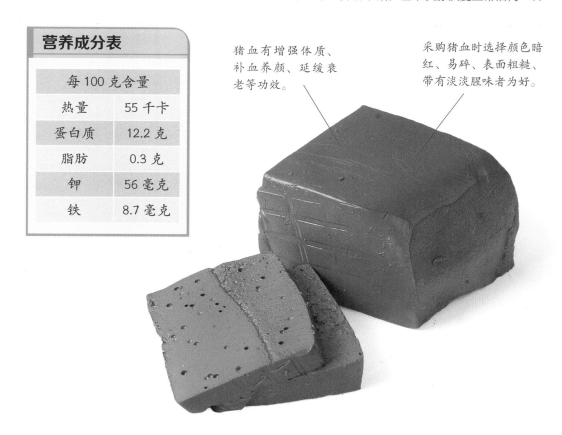

猪血有增强体质、补血养颜、延缓衰老等功效。

采购猪血时选择颜色暗红、易碎、表面粗糙、带有淡淡腥味者为好。

推荐食疗方

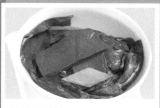

猪血菠菜汤

猪血 100 克，菠菜 50 克，香油、姜片、盐各适量。猪血洗净，切片，用清水漂洗干净；菠菜洗净，切段焯水。将猪血和姜片放入砂锅中，加适量水，大火煮沸转小火煲 30 分钟，再放入菠菜段煮熟，加盐调味，最后淋上香油即可。

养护甲状腺关键词： 蛋白质 铁

猪血

推荐理由： 猪血中含铁量较高，而且容易被人体吸收利用，可以帮助甲减患者缓解贫血症状。另外，猪血低脂、高蛋白，富含锌、铜、钾等元素，有助于提高机体免疫力，非常适合甲减患者食用。

饮食小贴士： 患有高血压、冠心病的患者不宜食用猪血，其胆固醇含量较高。另外，猪血在食用前可先用开水汆烫。

注意事项： 腹泻、高胆固醇血症、肝病、冠心病患者应少食猪血。

营养成分表

每 100 克含量	
热量	13 千卡
蛋白质	1.2 克
钾	246 毫克
铁	0.9 毫克

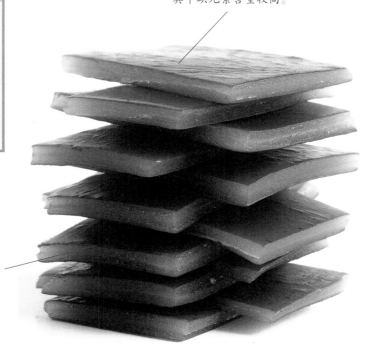

海带中含有丰富的矿物质，其中碘元素含量较高。

海带还有助于降血压、降血糖。

推荐食疗方

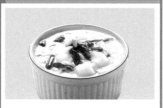

海带冬瓜粥

海带 50 克，冬瓜 150 克，大米 100 克，盐、葱花各适量。海带泡软切丝；冬瓜去皮，去瓤，切小块；大米洗净。大米和适量水一起放入锅中，大火煮沸后加入冬瓜块、海带丝，改小火继续熬煮至熟，加盐调味，撒上葱花即可。

养护甲状腺关键词： 碘　铁

海带

推荐理由： 患有甲减的患者在生活中需要通过食物补充碘来促进甲状腺激素的合成，海带含碘量较高，是较好的补碘食物。甲减可能会导致机体合成蛋白质的速度变慢，影响造血功能，海带富含铁，有助于缓解甲减患者的贫血症状。

饮食小贴士： 食用海带前要注意浸泡清洗，但需注意浸泡时间不宜过长。海带可做汤，也可凉拌，营养丰富，味道鲜美。

注意事项： 生活在高碘地区的人们要注意不能过量食用海带；患有甲亢的患者也不宜食用海带，否则会加重病情。

营养成分表

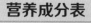

每100克含量	
热量	127千卡
蛋白质	17.7克
脂肪	4.9克
锌	0.7毫克

带鱼可补五脏、祛风，对脾胃虚弱、消化不良、皮肤干燥者尤为适宜。

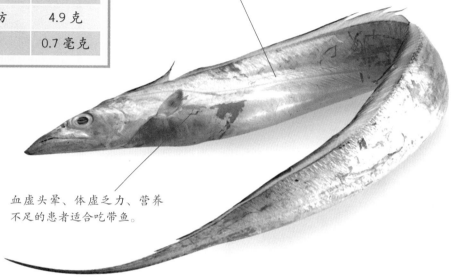

血虚头晕、体虚乏力、营养不足的患者适合吃带鱼。

推荐食疗方

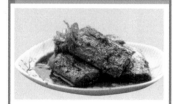

红烧带鱼

带鱼8小段，姜丝、料酒、酱油、白糖、盐、香菜碎、油各适量。将带鱼处理干净码在盘中，用盐、料酒、姜丝腌制片刻，再炸至两面金黄；把剩余调料调成料汁备用。油锅烧热，加料汁煮开，放带鱼段熬至汤汁黏稠，加香菜碎即可。

养护甲状腺关键词： 蛋白质　碘　锌

带鱼

推荐理由： 带鱼富含人体必需的多种矿物质，尤其适合身体虚弱、气短乏力的甲减患者食用。甲减患者适量吃带鱼，可以补充优质蛋白质、碘、锌等元素，有助于提高身体抵抗力。

饮食小贴士： 带鱼体表有一层银白色物质，很多人误以为是鱼鳞，在处理带鱼的时候会将其清洗掉，其实这层银磷含有丰富的蛋白质、卵磷脂、不饱和脂肪酸及微量元素，应保留并食用。

注意事项： 带鱼是发物，患有湿疹、红斑狼疮、皮肤病等病的人不宜食用带鱼，以免引发旧疾。

运动调养

甲减患者由于体力差、水肿等因素会出现全身乏力、懒言少动的表现，所以要多运动。建议甲减患者可以做快走、捶背、拍打身体、骑单车等运动。

① 拍打身体

用左手拍打右手臂、右肩膀，再换右手拍打左手臂、左肩膀，每侧拍打 60 次。再用双手掌心敲打前心区 10 次。掌心向下，用手掌轮换捶打腰至尾骨部位 60 次，再掌心向上，双手反叉于后背，捶拍背部 60 次。经常拍打身体有助于促进全身血液循环，缓解甲减患者手脚冰凉的症状。

拍打力度以有酸胀感为宜。

② 捶背

适当捶背能够缓解腰膝酸软以及肌肉紧张感，消除疲劳。另外，还可以提高基础代谢率、促进内分泌功能、提高睡眠质量、缓解失眠症状。捶背主要包括拍打以及击打，把手掌握成空心拳，每分钟拍打 60 次左右，拍打的时候要注意快慢适中，以身体感觉到震动为度。

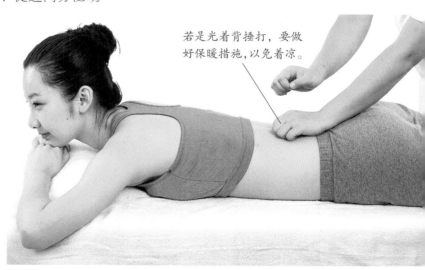

若是光着背捶打，要做好保暖措施，以免着凉。

❸ 骑单车

骑单车时，下肢的关节会处于一直运动的状态，对于锻炼下肢的肌肉有好处，而且骑车时呼吸会偏快，也可以锻炼双肺的呼吸功能，还可以锻炼到内脏的功能，对甲减患者的身体健康有益。甲减患者骑单车可每日骑行3~5千米，一周至少运动3次，要坚持才能有效。

膝关节不适的甲减患者要缩短骑行路程，避开山坡。

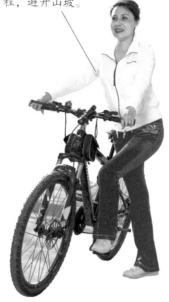

运动强度

• 甲减患者运动量的大小是由运动的强度、时间以及频率三个因素决定的，建议每周至少运动3次，每次运动30分钟以上。

• 做完运动后还要进行放松活动，使肌肉放松下来，促进血液回流，待心率慢慢恢复到正常状态，再坐下休息。

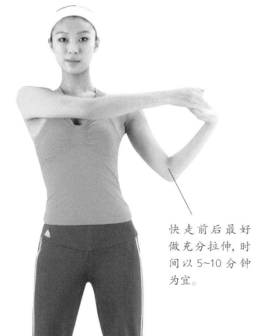

快走前后最好做充分拉伸，时间以5~10分钟为宜。

❹ 快走

快走可以增强甲减患者的抵抗力和产热量，活动关节，有利于气血经脉通畅，提升阳气，防寒保暖，还可以帮助甲减患者缓解手胀、晨起手指关节僵硬等症状。运动时双眼自然直视前方，上半身保持直立，双肩自然放松，不塌腰驼背，双手握空拳，手肘大约为90°，配合步伐前后摆动，每次快走持续30分钟以上。

经络穴位调养

中医认为，甲减是因为人体肾阳虚弱和肝经失调造成的，可以经常刺激神阙穴、足三里穴、三阴交穴、太溪穴、脾俞穴、涌泉穴这几个穴位，以有效缓解不适。

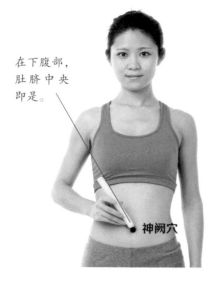

在下腹部，肚脐中央即是。

神阙穴

① 艾灸神阙穴

艾灸神阙穴有温经散寒、温补气血、健运肠胃的功效，对于甲减引起的疲劳、气短、手脚冰凉、月经不调有缓解作用，还能刺激经络循环，激发身体免疫力，增强体质。点燃艾条在神阙穴上灸 10~15 分钟，以感觉局部温热舒适为宜。

② 点按足三里穴

足三里穴有燥化脾湿、生发胃气的功效，神阙穴配合足三里穴有较好的调理肠胃作用，可以改善甲减患者腹胀、便秘的症状。用拇指指腹点按足三里穴 1~3 分钟，以有酸胀感为宜。

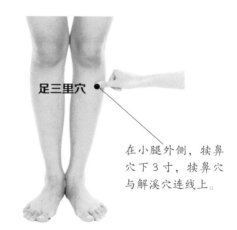

足三里穴

在小腿外侧，犊鼻穴下 3 寸，犊鼻穴与解溪穴连线上。

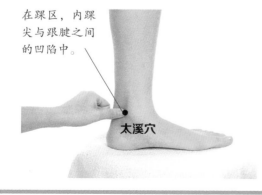

在踝区，内踝尖与跟腱之间的凹陷中。

太溪穴

③ 按揉太溪穴

太溪穴有滋阴益肾、壮阳强腰的作用，对甲减引起的手脚冰凉、精力不济、易疲劳等症状有一定的缓解作用。取坐位，用拇指或食指指腹按揉太溪穴 1~3 分钟，以产生酸、麻、胀感觉为度。

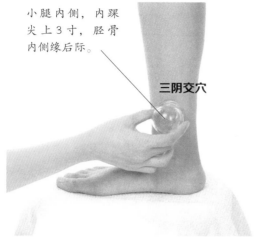

小腿内侧，内踝尖上3寸，胫骨内侧缘后际。

三阴交穴

④ 拔罐三阴交穴

三阴交穴是肝、脾、肾三条阴经的交会穴。肝藏血，脾统血，肾藏精，"精血同源"，所以刺激三阴交穴可以同时调补人的三经气血，使气血调和、精力充沛、正气充足，对甲减有一定的辅助治疗作用。用大小合适的火罐吸拔在三阴交穴上，留罐10分钟。

⑤ 拔罐脾俞穴

拔罐脾俞穴有利湿升清、健脾和胃、益气壮阳的作用，能减轻甲减患者身体虚弱、水肿、疲劳等症状。将棉球迅速点燃，伸入罐内马上抽出，然后迅速将火罐扣在脾俞穴上，留罐10分钟。

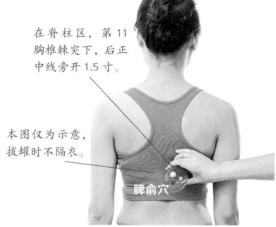

在脊柱区，第11胸椎棘突下，后正中线旁开1.5寸。

本图仅为示意，拔罐时不隔衣。

脾俞穴

⑥ 艾灸涌泉穴

涌泉穴是人体长寿大穴，经常刺激此穴，则肾精充足、气血充盈、耳聪目明、精力充沛，对于精神不足、贪睡、面色发黄的甲减患者有很好的辅助调理作用。用艾条灸涌泉穴10~15分钟，以局部感觉温热舒适为宜。

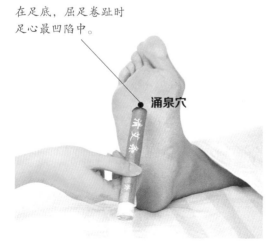

在足底，屈足卷趾时足心最凹陷中。

涌泉穴

生活调养

注意保暖

生活上要注意保暖，晨练宜晚不宜早。甲减患者的身体产热量下降，免疫力及抵抗力较差，比一般的人更容易受寒感冒，所以更应当注意防寒保暖。

注意四时气候变化

人体必须适应四时阴阳变化，才能与自然界保持协调平衡。冬季天寒地冻、草木凋零，是自然界万物闭藏的季节，人的阳气也要潜藏于内。甲减患者由于本身缺少甲状腺激素，体温偏低，在清晨和傍晚时就更不宜外出活动，可以选择在家运动。

　　甲减患者在药物治疗的同时，应时刻注意保持心情愉悦，运动宜动静结合，生活也要积极调整，改变不良生活习惯，加强自我养生意识，以避免病情加重。

多搓双手促进血液循环

　　甲减患者血液末梢血液循环不好，容易手足发凉，四肢欠温，在天气寒冷时，这些身体暴露的部位就更容易受寒。中医学认为，阴经、阳经等十二经脉多在手指处交会，手上有许多穴位，经常搓揉按摩双手不仅可以活动关节，有利于气血经脉通畅，还可以帮助甲减患者缓解手胀、晨起手指关节僵硬等症状。

多泡脚

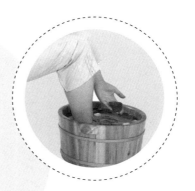

　　甲减患者可在每天早晚各用一盆热水泡脚30分钟，边泡边搓，不仅能促进血液循环，还能改善睡眠。

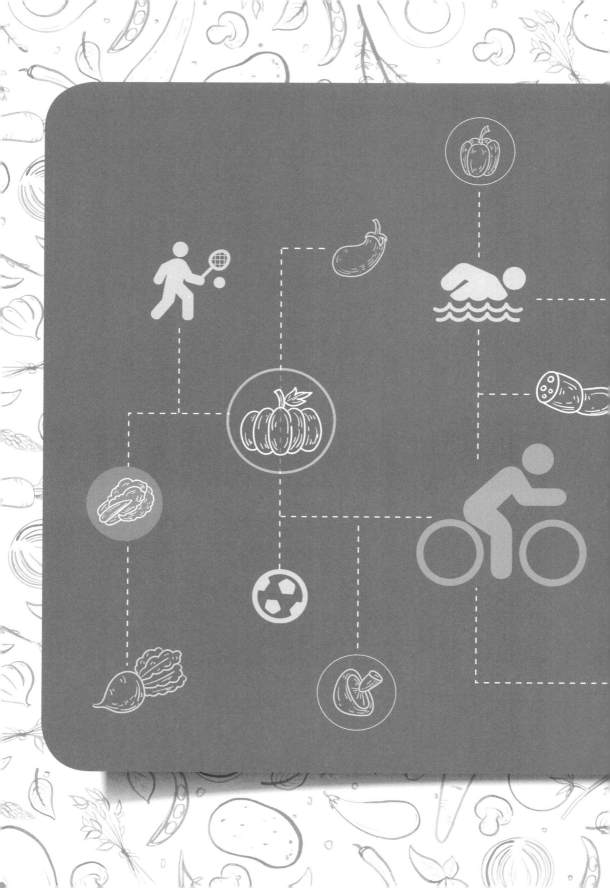

第六章

防治甲状腺肿，消肿止痛防并发症

不同原因引起的慢性甲状腺肿大，称之为甲状腺肿。甲状腺肿是一种较常见的甲状腺疾病，女性发病率明显高于男性，特别是绝经前女性。患此病不具有传染性，且一般预后良好，所以若发现甲状腺有肿大现象者，要积极去医院检查进行确诊、治疗。

了解甲状腺肿

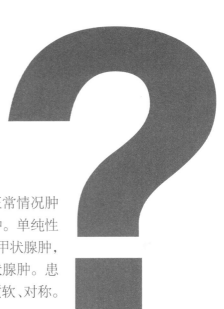

什么是甲状腺肿

甲状腺肿是指由于不同原因引起的甲状腺较正常情况肿大。甲状腺肿分为单纯性甲状腺肿和毒性甲状腺肿。单纯性甲状腺肿不是由炎症或者肿瘤引起的，又称非毒性甲状腺肿，因其较为常见，所以本章内容主要介绍单纯性甲状腺肿。患有单纯性甲状腺肿的患者，甲状腺呈弥漫性增大、质软、对称。

单纯性甲状腺肿有哪些症状

单纯性甲状腺肿不呈功能上的改变，患者的基础代谢正常，但可压迫气管、食管、血管、神经等而引起下列各种症状。

甲状腺肿大或颈部出现肿块

甲状腺肿大是单纯性甲状腺肿主要且具有特征性的临床表现，患者容易感觉到颈部变粗或衣领发紧。甲状腺肿大早期会出现弥漫性甲状腺肿大症状，观察可见肿大的甲状腺表面光滑、质软，并随着吞咽的动作而上下活动。随着病程发展，可逐渐出现甲状腺结节性肿大，一般为不对称的多个结节聚集在一起，表现为颈部出现肿块。甲状腺肿大一般无疼痛，如有结节内出血则可能会出现疼痛。

呼吸困难

部分患者可有明显的活动性气促症状，是由于弥漫性肿大的甲状腺压迫气管所致。一侧压迫，气管向对侧移位或变弯曲；两侧压迫，气管变为扁平。由于气管内腔变窄，呼吸发生困难，尤其发生在胸骨后的甲状腺肿更加严重。气管壁长期受压，可出现气管软化，引起窒息。

吞咽困难

吞咽困难比较少见。仅胸骨后甲状腺肿可能压迫食管，引起吞咽不适感，但不会引起梗阻症状。

压迫颈深部大静脉

可引起头颈部的血液回流困难。此种情况多见于位于胸廓上口、体积较大的甲状腺肿，尤其是胸骨后甲状腺肿。患者面部呈青紫色水肿，同时出现颈部和胸前浅表静脉的明显扩张。

压迫神经

多为单侧喉返神经受压，引起声带麻痹，致使声音嘶哑；如压迫颈部交感神经链，可引起霍纳综合征。单纯性甲状腺肿很少压迫喉返神经，但如果出现该症状，要高度警惕恶变的可能性。

单纯性甲状腺肿如何分类

单纯性甲状腺肿，俗称"大脖子病""粗脖子病"或"瘿脖子病"，根据发病的流行情况，可分为地方性和散发性两种。

地方性单纯性甲状腺肿

如一个地区的儿童中单纯性甲状腺肿的患病率超过 5%，则称为地方性甲状腺肿，主要与碘缺乏、碘过量有关，某些高碘地区也可以出现地方性甲状腺肿。

散发性单纯性甲状腺肿

散发性单纯性甲状腺肿，任何年龄阶段均有可能患病，以青少年患病率较高，且女性较男性多。散发性单纯性甲状腺肿病因较为复杂，其致病因素可能来源于食物、药物，或者是先天性因素。严重时可能会导致甲状腺功能减退。

为什么会得单纯性甲状腺肿

单纯性甲状腺肿是缺碘、致甲状腺肿物质或相关酶缺陷等因素所致的非炎症性或非肿瘤性的甲状腺肿大。

碘营养状态异常

在我国某些地区会出现碘缺乏现象，而碘是人体合成甲状腺激素的必需元素，一旦补给不足，机体就不能合成足够的甲状腺激素，而反馈刺激垂体 TSH 升高，促使甲状腺增生而引起甲状腺肿大。碘过量亦可引起甲状腺肿。

药物

碘化物、氟化物、锂盐、氨基比林、氨鲁米特、磺胺类、保泰松、胺碘酮、磺胺丁脲、甲巯咪唑、丙硫氧嘧啶等多种药物，通过不同的机制干扰或抑制甲状腺激素合成，反馈引起 TSH 升高，也会引起单纯性甲状腺肿。

酶缺陷

由于碘化物运输酶缺陷、过氧化物酶缺陷、去卤化酶缺陷等多种酶缺陷，使甲状腺激素在合成过程中缺乏某些酶而致病。这也是导致单纯性甲状腺肿的病因之一。

吸烟

吸烟时的吸入物中含有硫氰酸盐，这是一种可导致甲状腺肿大的物质。因此吸烟后，会导致吸烟者的血清甲状腺球蛋白水平高于非吸烟者，从而引起单纯性甲状腺肿。

遗传因素

遗传是引发单纯性甲状腺肿的因素之一，在散发性单纯性甲状腺肿患者中所占比例较多。甲状腺肿常带有家族聚集性。

其他疾病

患皮质醇增多症、肢端肥大症、终末期肾脏疾病等病症者，也有可能发生单纯性甲状腺肿。

单纯性甲状腺肿检查

临床上常用四度分类法对甲状腺肿进行分级：

0度：看不见，摸不着。

Ⅰ度：看不见，摸得着，不超过胸锁乳突肌内缘。

Ⅱ度：看得见，摸得着，不超过胸锁乳突肌外缘。

Ⅲ度：看得见，摸得着，超过胸锁乳突肌外缘。

自检

甲状腺肿在发展到Ⅱ度以前是看不见的，要想在0度时就及时发现甲状腺的肿大，就要学会自查自检。

自查流程如下：

首先，站在镜子面前，颈部完全裸露可见，抬头后仰，观察颈部甲状腺的位置，看对称与否，是否肿大。

然后，食、中、无名三指并拢，分别从脖子中间向两侧、从上到下轻轻触摸甲状腺，感受是否肿大或出现结节。

最后，对着镜子吞咽口水，感受颈部是否存在随吞咽动作而上下移动的部位，并且用手触摸感受是否有结节、肿块。

B超检查

对于结节性甲状腺肿患者，B超检查有助于发现甲状腺内囊性、实质性或混合性多发结节的存在，还可观察结节的形态、边界、包膜、钙化、供血情况及与周围组织关系等情况。结节性质可疑时，可经超声引导下进行细针穿刺细胞学检查以确诊。

核素检查

当发现一侧或双侧甲状腺内有多发性大小不等、功能状况不一的结节（囊性变和增生结节并存）时可辅助诊断。

颈部X射线检查

除可发现不规则的胸骨后甲状腺肿及钙化结节外，还能明确气管受压、移位及狭窄情况。

甲状腺肿的防治方案

药物治疗

甲状腺肿有诸多的病因，甲状腺激素不足引起甲状腺代偿性肿大是其中的一个重要病因，这种情况下，可以服用甲状腺制剂，但是剂量和服用时间应严格按照医嘱进行。

25岁以下年轻人的弥漫性单纯性甲状腺肿，常是青春期甲状腺激素需要量激增的结果，多在青春期过后自行缩小，无须手术治疗。手术治疗不但妨碍了此时期甲状腺的功能，且复发率甚高，可高达40%。对此类甲状腺肿，可根据甲功检查结果采用甲状腺激素替代治疗，临床上可给予左甲状腺素钠片，每日口服，连服3~12个月，以抑制垂体前叶促甲状腺激素的释放，从而停止对甲状腺的刺激，常有良好疗效。

手术治疗

出现下列情况者，宜采用手术治疗：单纯性甲状腺肿压迫气管、食管、血管或神经等引起临床症状时，应早期手术；有些患者虽还没有呼吸困难，但X射线检查发现气管已变形或移位，或虽发音无明显改变，但喉镜检查已确定一侧声带麻痹，也应手术治疗；巨大的单纯性甲状腺肿（特别是胸骨后甲状腺肿）虽没有引起症状，但影响生活和工作，应予以手术；结节性单纯性甲状腺肿继发有功能亢进综合征，或怀疑有恶变可能，也可以选择手术治疗。

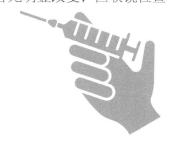

甲状腺肿大会影响健康吗

　　是不是甲状腺越大，对健康的影响就越大呢？其实不然。对健康的影响还要看病变对甲状腺激素水平的影响程度，而甲状腺的形态大小和甲状腺功能的异常并没有成比例关系。两者可以同时出现改变，也可以单独存在。如果颈前的甲状腺形态改变了，并不意味甲状腺激素水平的改变；而甲状腺功能异常，也不一定会出现甲状腺形态的变化。如果甲状腺发生了肿大，但甲状腺激素水平正常，一般情况下对健康影响不大。

甲状腺肿一定要治疗吗

　　甲状腺肿是否需要治疗要根据具体情况进行具体分析。一般来说，轻微的甲状腺肿只需要随诊复查；青春期、怀孕后的甲状腺肿也不需要特殊处理。但是当甲状腺肿大到一定程度，影响到日常生活时，就需要采取必要的治疗手段，否则可能会造成更大的疾病风险。

单纯性甲状腺肿会遗传吗

　　单纯性甲状腺肿是由于碘的摄入不能满足身体的需求造成的，一般不会遗传，多与地域环境因素有关。但如果存在先天原因导致的甲状腺肿的情况，也是存在一定的遗传几率的。

饮食调养

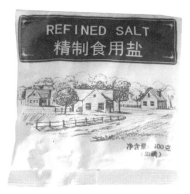

加碘盐是摄取碘较为直接的方法。

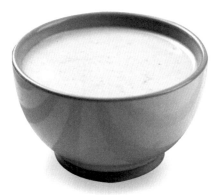

牛奶富含蛋白质，和别的食物搭配营养更丰富。

宜 补碘。碘缺乏引起的甲状腺肿、地方性单独性甲状腺肿主要是因为摄碘不足，引起甲状腺代偿性肿大，防治此现象有效的方法就是补碘，让身体摄入足够的碘。我国成人碘摄入量推荐标准是 120 微克／天。食用碘盐是预防碘缺乏病的有效措施，食盐中含碘的标准是 20~30 微克／克。除了食用碘盐外，还可以通过适量摄入含碘丰富的食物补充碘，如海带、紫菜、虾皮、海鱼、海白菜等。

宜 补充蛋白质。甲状腺肿大患者应在日常饮食中增加蛋白质的摄入量，如多吃肉类、牛奶、鸡蛋、大豆类，增加营养的摄入量，提高自身的免疫力。另外，要保持清淡的饮食，荤素搭配均衡，减少煎炸烤制类食物的摄入。

　　甲状腺肿患者，日常应保证碘的合理摄入量，并且宜多吃清淡有营养的食物，补充蛋白质和维生素，来弥补因为病情而导致的自身热量损耗，一定要忌烟、忌酒，慎食十字花科蔬菜，避免加重病情，影响身体健康，在必要时及时就医治疗。

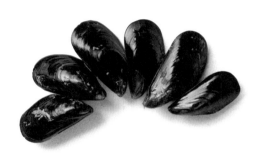

吃海产品要适量，过量食用容易引起补碘过量。

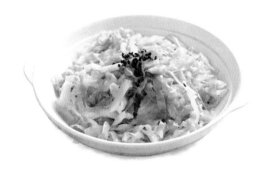

甲状腺肿患者不宜吃卷心菜等十字花科类蔬菜。

忌 不宜补碘过量。碘过量也会引起甲状腺肿，主要发生在甲状腺有缺陷的人群，如慢性甲状腺炎、有甲状腺切除史的人群。因此，通过食物补碘要适量，建议成人每天摄入 120 微克碘，按照每人每天 6 克内的食用碘盐标准，再加上一天均衡饮食从食物中摄取的碘，基本就可以满足碘需求。此外，还要忌烟、忌酒，以减少对上呼吸道的刺激，甲状腺肿大患者应该避免饮用一切含有酒精的饮品，酒精会刺激甲状腺，使甲状腺分泌更多激素。

忌 不宜经常生吃十字花科蔬菜。蔬菜能为身体提供多种维生素，但是由于一些蔬菜可能会引起甲状腺肿，特别是十字花科蔬菜，如西蓝花、卷心菜、菜花等，所以患有甲状腺肿的人尽量不要吃这些蔬菜。还要少吃生冷辛辣的食物，如冷饮料、辣椒、韭菜、花椒等，忌吃过咸的食物，少吃油炸、油腻食物。

营养成分表

每 100 克含量	
热量	153 千卡
蛋白质	30.7 克
脂肪	2.2 克
碳水化合物	2.5 克
钙	991 毫克

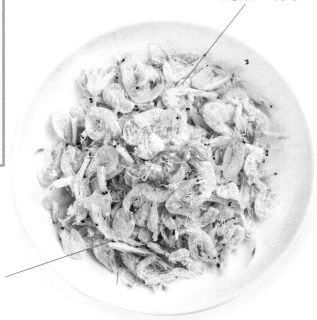

虾皮本身有咸味，用虾皮做菜做汤，可以少放点盐，以防盐摄入过多。

虾皮含钙十分丰富，适量吃可为人体补钙。

推荐食疗方

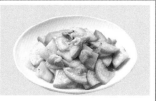

西葫芦炒虾皮

西葫芦 1 根，虾皮 10 克，生抽、盐、葱花、油各适量。西葫芦洗净切片；虾皮提前浸泡，沥干水分。油锅烧热，下虾皮和葱花，中火炒出香味后，加入西葫芦片，大火快炒，加入生抽炒至西葫芦变软，再加盐调味即可。

养护甲状腺关键词： 碘　钙　钾　蛋白质

虾皮

推荐理由： 虾皮富含碘、钙、钾等对甲状腺有益的微量元素，有利于补充体内碘以及各种微量元素摄入不足，维持甲状腺的正常代谢功能；蛋白质含量丰富，有助于提高机体免疫力，增强机体抗病能力。

饮食小贴士： 晒干的熟虾皮可直接入菜用作汤菜或凉拌菜。含有细沙的虾皮可在食用前用凉开水淘洗一下。

注意事项： 患有皮肤疥癣者、正值上火之时不宜食虾皮。

营养成分表

每 100 克含量	
热量	33 千卡
蛋白质	3.7 克
镁	124 毫克
钾	160 毫克
钙	150 毫克
硒	15.54 微克

新鲜的海蜇丝有毒，买回
家后要经过处理后再吃。

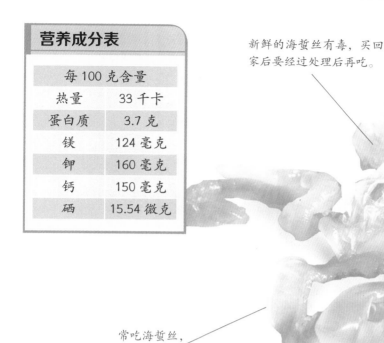

常吃海蜇丝，
能够清肠胃。

推荐食疗方

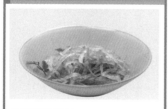

凉拌海蜇丝

海蜇丝 120 克，胡萝卜丝
70 克，香菜段、盐、香油、
生抽、醋、蒜末各适量。
锅中放水烧开，倒入海蜇
丝，汆烫，捞出；再倒入
胡萝卜丝煮半分钟。将两
者放入碗中，再放入蒜末、
盐、香菜段、香油、生抽、
醋，拌匀调味即可。

养护甲状腺关键词： 蛋白质　碘　膳食纤维　铁

海蜇丝

推荐理由： 海蜇丝是一种高蛋白、低热量、低脂肪的食
物，还含有丰富的碘，有生津解渴、润燥止咳、化痰软
坚、降压消肿的作用，对于甲状腺肿引起的咽喉部不适，
有一定的缓解作用。含有的铁有利于贫血患者补血，膳
食纤维有利于肠道健康。

饮食小贴士： 海蜇丝就是海蜇皮切成丝状，买来的鲜海
蜇常有泥沙，应先用 50% 的浓盐水浸泡、搓洗，去除其
中的泥沙。

注意事项： 脾胃虚弱的人要少食。高碘性甲状腺肿患者
不宜食用。

营养成分表

每 100 克含量	
热量	279 千卡
蛋白质	23.1 克
脂肪	2.6 克
碳水化合物	56.1 克

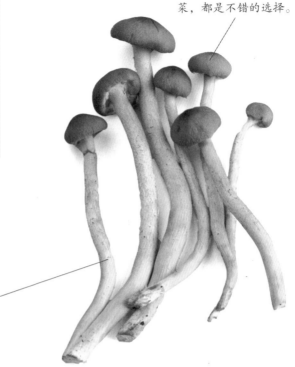

用茶树菇无论是做汤还是炒菜，都是不错的选择。

中医认为，茶树菇有补肾利尿、健脾止泻等功效。

推荐食疗方

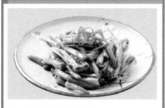

红烧腐竹茶树菇

腐竹 100 克，干茶树菇 10 克，盐、老抽、油、葱丝各适量。将腐竹和干茶树菇分别用温水浸泡开，腐竹切断。锅内热油，放入茶树菇、盐炒匀，放腐竹段继续翻炒，最后放老抽、适量水，收汁盛出，撒上葱丝即可。

养护甲状腺关键词： B 族维生素　氨基酸　钾　铁

茶树菇

推荐理由： 茶树菇含有丰富的 B 族维生素和钾、钙、镁、铁、锌等矿物质，还含有对人体非常有益的氨基酸等营养成分，可以提高身体免疫力，辅助治疗甲状腺肿。

饮食小贴士： 用温水把茶树菇泡上 10 分钟，可以把伞茎里面的杂质去除得更干净。如果是晒干的茶树菇建议先泡后洗。

注意事项： 茶树菇属于发性食物，有蘑菇过敏史的人应特别注意慎吃茶树菇。

鹌鹑蛋以蒸或煮的方式吃，消化吸收率较高。

营养成分表

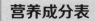

每100克含量	
热量	160 千卡
蛋白质	12.8 克
脂肪	11.1 克
碳水化合物	2.1 克
硒	25.4 微克
磷	180 毫克

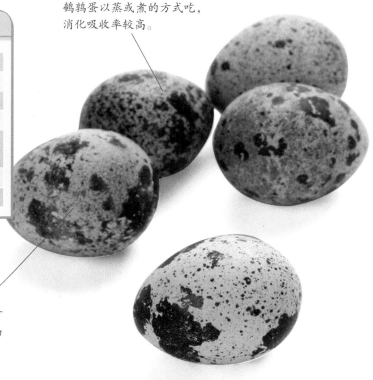

鹌鹑蛋富含的微量元素可以提高中枢神经系统功能，改善患者失眠状况。

推荐食疗方

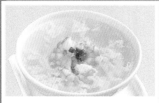

虾仁鹌鹑蛋汤

虾6只，鹌鹑蛋50克，姜末、葱末、料酒、盐、淀粉、香油各适量。将虾处理好放入碗内，加料酒、淀粉拌匀；鹌鹑蛋打入碗内，加盐搅匀。锅中放水烧开，放入虾煮熟，倒入蛋液，加葱末、姜末、盐和香油调味即可。

养护甲状腺关键词： 碘　硒　卵磷脂　蛋白质

鹌鹑蛋

推荐理由： 鹌鹑蛋含硒、碘、蛋白质丰富，氨基酸种类较多，还有高质量的卵磷脂，对单纯性甲状腺肿有很好的食疗效果。

饮食小贴士： 煮鹌鹑蛋宜先用冷水浸泡一会儿再煮，可以避免其在煮的过程中开裂。鹌鹑蛋煮熟后放入冷水中稍稍浸泡，可以使蛋壳很容易剥离。

注意事项： 鹌鹑蛋中胆固醇含量较高，血脂高的人不宜多食。

营养成分表

每100克含量	
热量	121 千卡
蛋白质	16.6 克
脂肪	4.8 克
硒	38.55 微克
铁	12 毫克

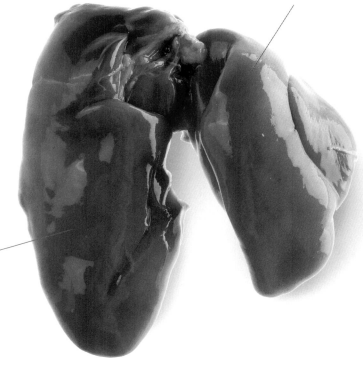

贫血者和常在电脑前工作的人尤为适合食用鸡肝。

适量进食鸡肝，可使皮肤红润。

推荐食疗方

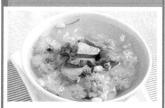

银耳菊花鸡肝汤

干银耳、茉莉花各5克，菊花10克，鸡肝100克，料酒、姜片、盐各适量。银耳泡发洗净，撕片；鸡肝洗净切片。将鸡肝和银耳放入砂锅中，加适量水、料酒和姜片，煮至鸡肝九成熟，再放入菊花和茉莉花，加盐稍煮即可。

养护甲状腺关键词： 硒　铁　维生素A

鸡肝

推荐理由： 鸡肝含有硒，能帮助甲状腺患者增强身体的免疫反应；含有铁，有助于防止贫血；含有维生素A，能保护眼睛，缓解眼睛干涩、疲劳。

饮食小贴士： 鸡肝有养血明目的功效，还适合肝虚、视力下降、贫血的人食用。

注意事项： 高血压、冠心病、高脂血症患者应慎食鸡肝。

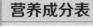

营养成分表

每100克含量	
热量	250 千卡
蛋白质	26.7 克
碳水化合物	44.1 克
钙	264 毫克
铁	54.9 毫克

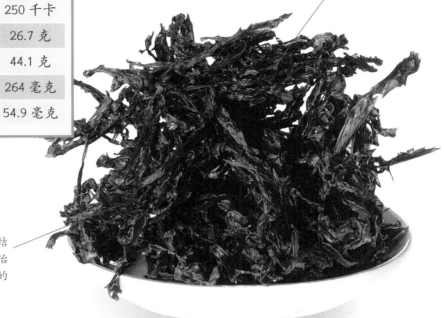

紫菜易返潮变质，储存时宜将其密封，放于低温干燥处。

紫菜有软坚散结功能，可用于治疗因缺碘引起的甲状腺肿大。

推荐食疗方

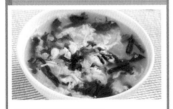

紫菜虾米蛋花汤

紫菜、虾米各10克，鸡蛋1个，葱花、香油、盐各适量。紫菜洗净，撕碎；鸡蛋打入碗内，搅匀；虾米洗净，沥干水分。锅中放适量水，加入虾米煮沸，淋入鸡蛋液再次煮沸，加紫菜、葱花和盐，略煮即可，出锅前淋上香油即可。

养护甲状腺关键词： 碘　铁　钙

紫菜

推荐理由： 紫菜是比较典型的碘含量丰富的食物，适合因碘缺乏导致甲状腺肿的患者食用，另外，紫菜中还含有较为丰富的铁、钾、钙等营养元素，对甲状腺肿患者补充相关营养元素缺乏有好处。

饮食小贴士： 紫菜还含有紫菜多糖、藻胆蛋白，有抗衰老、抗凝血和降血脂的功效。

注意事项： 高碘性甲状腺肿不宜食用。

营养成分表

每 100 克含量	
热量	89 千卡
蛋白质	19.8 克
脂肪	1.1 克
钙	184 毫克

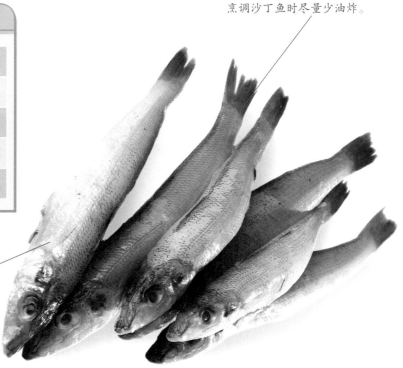

烹调沙丁鱼时尽量少油炸。

沙丁鱼富含不饱和脂肪酸，可以很好地保护血管。

推荐食疗方

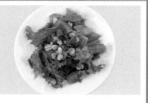

沙丁鱼沙拉

生菜 1 小把，番茄 1 个，熟玉米粒、熟沙丁鱼肉各适量。生菜洗净，撕小片；番茄洗净，切块。将两者和熟玉米粒、熟沙丁鱼肉一起搅拌均匀即可。

养护甲状腺关键词： 钙 镁 磷脂 蛋白质

沙丁鱼

推荐理由： 沙丁鱼富含磷脂、蛋白质，甲状腺肿患者适量食用可以增强体质。沙丁鱼还含有丰富的钙、镁，可以防止因缺钙引起的骨质疏松。

饮食小贴士： 在烹调沙丁鱼时，可以将其先用盐腌制，再放入啤酒里煮 30 分钟以去除沙丁鱼的腥臭味。沙丁鱼经常被做成罐头，沙丁鱼罐头可以直接食用，稍稍加热味道更加香浓。

注意事项： 痛风、肝硬化患者不宜食用沙丁鱼。

营养成分表

每 100 克含量	
热量	201 千卡
蛋白质	16.5 克
脂肪	14.2 克
钙	30 毫克
磷	136 毫克
钾	334 毫克
镁	27 毫克
硒	11.1 微克

中医认为鸽肉有补肝益肾、益气补血、清热解毒、生津止渴等功效。

鸽肉含有的有效物质能调节内分泌，促使甲状腺水平正常。

推荐食疗方

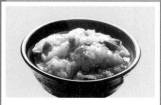

鸽肉粥

鸽肉 150 克，大米 100 克，葱末、姜末、料酒、盐、淀粉、胡椒粉各适量。鸽肉洗净切条，用料酒、葱末、姜末、淀粉、盐上浆腌制片刻。锅中放入大米、鸽肉条和适量水，大火煮沸后转小火煮至肉熟，加入胡椒粉、盐调味即可。

养护甲状腺关键词： 蛋白质　微量元素

鸽肉

推荐理由： 鸽肉为高蛋白、低脂肪食物，所含蛋白质中有许多人体所需的氨基酸，且消化吸收率高，非常适合肠胃不好、食欲不佳的甲状腺肿患者食用。鸽肉富含多种微量元素，适量吃可以改善人体机能，促进新陈代谢，滋补强身。

饮食小贴士： 外伤及手术后的患者进补鸽子肉宜清炖着吃，并且不宜加葱、姜等调料，可只放少许盐，以免影响身体恢复。

注意事项： 消化不良和食积胃热者不宜食用鸽肉。易上火或喜冷怕热者慎食鸽肉。

运动调养

甲状腺肿患者可以做些简单的运动，比如前俯、后仰、蹬腿等，有助于提高身体免疫力，促进病情恢复。肿大较严重者，更要注意运动方式，以免造成肿块破裂。

前俯

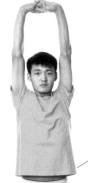

1 两腿直立，伸直膝关节，两手由身体两侧慢慢向上举起至头顶，双手手指交叉，掌心向上。

双手举至头顶时，掌心要向上。

2 上半身慢慢向前弯，动作要和缓，以免头晕；双臂向下伸展，保持3秒钟，同时配合深呼吸，将沉入丹田之气慢慢细长地呼出。

弯度以自身能耐受为度，不宜过于用力。

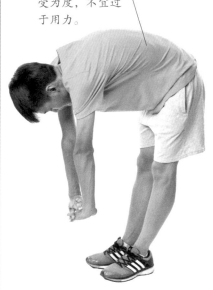

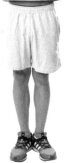

双手从头顶慢慢放下，动作要慢。

3 腰身慢慢直立，恢复第一步姿势，高举的双手从两侧慢慢下垂于腿两侧，同时配合呼吸，保持身体平稳，动作不快不慢，以头不晕为宜。

后仰

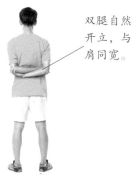

双腿自然开立，与肩同宽。

手臂保持前面动作，慢慢后仰。

起身要慢，避免头晕。

1 左手由身后紧握住右手肘，右手握住左手肘，双手的腕关节顶住脊背，同时配合吸气沉入丹田。

2 上身慢慢向后仰翻，颈胸脊柱慢慢弯曲，两肩向后张开、伸展，注意不用勉强下弯太大幅度，以免重心不稳向后摔倒。

3 慢慢伸腰恢复直立姿势，同时配合吸气入丹田。双手从后背放下，垂于腿两侧，同时配合呼气。

蹬腿

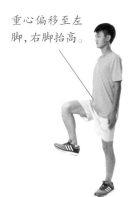
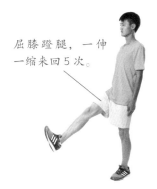
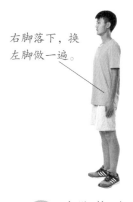

重心偏移至左脚，右脚抬高。

屈膝蹬腿，一伸一缩来回5次。

右脚落下，换左脚做一遍。

1 身体重心偏移左脚，把右脚抬高，膝盖平举，松开膝盖、脚踝关节，使右脚自然悬垂，再使脚尖向上方勾起。

2 右脚朝正前方蹬出，大腿仍保持水平不动，膝盖伸直；再恢复第一步姿势，一伸一缩来回5次，利用自然弹力即可。

3 右脚落下，身体直立，两手自然下垂。深呼吸后，再踢左脚练习5次，方法与右脚相同。

经络穴位调养

甲状腺肿归属中医"瘿病"的范畴，治疗以理气化痰、消瘿散结为基本治法，刺激颈部穴位可以及时缓解咽喉部不适，刺激调理内分泌的穴位有助于减轻甲状腺肿引起的不适。

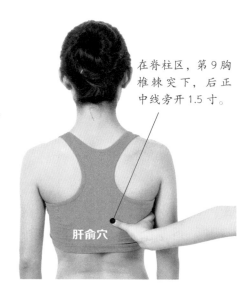

在脊柱区，第9胸椎棘突下，后正中线旁开1.5寸。

肝俞穴

1 按揉肝俞穴

按摩此穴位能疏肝利胆、理气明目。单纯性甲状腺肿患者如果出现弥漫性肿大，会压迫器官，出现咳嗽、吞咽困难、郁积等症，适当按摩此穴位能缓解以上症状。患者取俯卧位或站位，用拇指指腹按揉肝俞穴3~5分钟，每日1次。

2 点按天容穴

按摩此穴位能起到理气化痰、利咽消肿的作用。单纯性甲状腺肿患者有胸闷、咳嗽、吞咽困难等不适症状，适当按摩此穴位能缓解以上不适症状。患者取站位、坐位或仰卧位，用拇指指腹点按天容穴3~5分钟，每日1次。

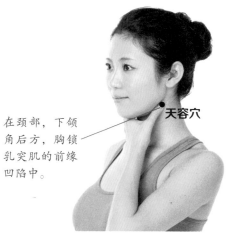

在颈部，下颌角后方，胸锁乳突肌的前缘凹陷中。

天容穴

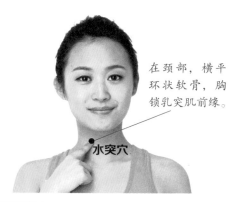

在颈部，横平环状软骨，胸锁乳突肌前缘。

水突穴

3 按揉水突穴

按摩此穴位，能起到清热利咽、软坚散结的作用，有助于缓解咽喉肿痛、甲状腺肿大、支气管炎、吞咽困难等症。用食指指腹按揉水突穴，每天按揉100次。

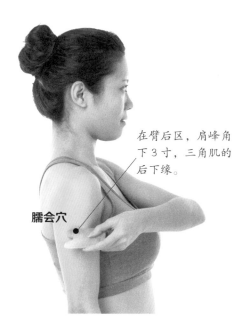

在臂后区，肩峰角下3寸，三角肌的后下缘。

臑会穴

4 刮痧臑会穴

刮拭臑会穴有化痰散结、降浊除湿、通络止痛的功效，配天窗穴、扶突穴可辅助治疗甲状腺肿大。用刮痧板一侧刮拭臑会穴1~3分钟，不用追求出痧。

5 按摩气舍穴

甲状腺出现肿大可能会引起颈部隐痛，严重的话会有很明显的胀痛感，按摩气舍穴可以散结消肿，减轻疼痛。用拇指或中指指腹点按气舍穴1分钟左右。

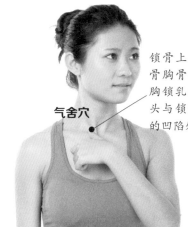

锁骨上小窝，锁骨胸骨端上缘，胸锁乳突肌胸骨头与锁骨头中间的凹陷处。

气舍穴

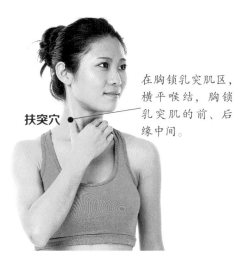

在胸锁乳突肌区，横平喉结，胸锁乳突肌的前、后缘中间。

扶突穴

6 按揉扶突穴

扶突穴具有理气化痰、清热疏风之功效，按摩此穴可以缓解甲状腺肿大带来的吞咽困难、咳嗽气喘、咽喉肿痛等症。按摩时用拇指指腹按揉1~3分钟，力度宜轻。

生活调养

避免过度劳累，注意休息

现在的人，工作时间长，心理压力大，过度劳累让身体健康受到威胁，容易诱发身体潜在的疾病。已经出现甲状腺肿的患者如果不注意劳逸结合，不仅会加剧甲状腺肿，还可能引发其他甲状腺疾病。因此，要形成健康良好的生活习惯，尽量不要熬夜。尤其在疾病发作期，更要注意休息，避免劳累。

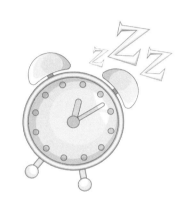

少吃辛辣刺激性食物

甲状腺肿患者在日常生活中，还要注意避免食用辛辣刺激性的食物，因为这些食物可能会刺激食管，影响甲状腺肿大的治疗，不利于患者的身体恢复，所以要少吃，甚至不吃。平常饮食以清淡为主，多吃新鲜水果蔬菜，以利于身体吸收各种营养物质，增强身体免疫力，加快疾病恢复速度。

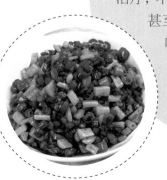

甲状腺肿大的危害还是比较大的，所以一旦患上此病后，建议患者除积极地进行治疗外，还要注意平时的护理，尽量不吸烟、不喝酒，避免过度劳累，时常保持心情愉悦，以助疾病恢复。

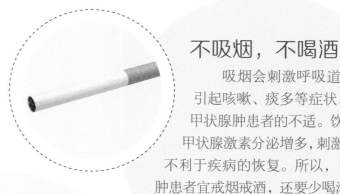

不吸烟，不喝酒

吸烟会刺激呼吸道，易引起咳嗽、痰多等症状，加重甲状腺肿患者的不适。饮酒会使甲状腺激素分泌增多，刺激胃肠，不利于疾病的恢复。所以，甲状腺肿患者宜戒烟戒酒，还要少喝浓茶，少饮咖啡，尤其是在恢复期，更要注意。

避免消极的情绪

消极的不良情绪很容易导致一些身体上的疾病，当长期处于焦虑、烦躁、悲伤、愤怒等不良情绪中时，如果不及时宣泄情绪，调整心态，不仅会在精神上受到伤害，身体健康也会被损害，时间长了，就会引起疾病，甲状腺疾病也容易受到精神情绪状态的影响。所以，在生活中，要尽量避免不良情绪，要保持乐观、积极的心理状态，患者亲友也要多照顾患者的情绪，多给予患者关心和理解。

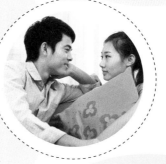

培养兴趣爱好，开阔心胸

甲状腺肿患者闲暇时，可以发展种花、养鸟、钓鱼、绘画、练书法、下棋、旅游、唱歌、跳舞等兴趣爱好，这些活动不仅能陶冶情操、开阔心胸、缓解身心疲劳、减轻压力，还能调节心理平衡，赶走不良情绪。

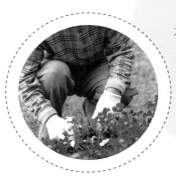

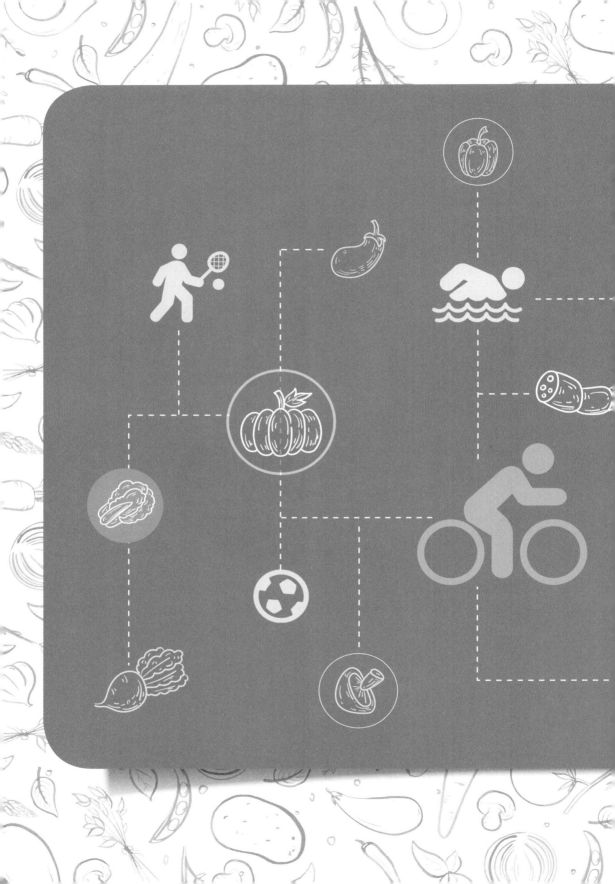

第七章
防治甲状腺炎，消除炎症防复发

甲状腺炎是一种累及甲状腺的异质性疾病，总体较少见，但也需引起足够重视。甲状腺炎症状有可能是暂时的，也有可能是长期或永久性的，比如桥本甲状腺炎导致的甲减常常是终身的。所以，患此病者要积极治疗和调理，以免发展为永久性甲减。

了解甲状腺炎

什么是甲状腺炎

甲状腺炎是指由于病毒、细菌、辐射、自身免疫问题及外伤感染等引起的甲状腺组织的炎症性病理变化的一类疾病。该病会引起甲状腺肿大产生炎症，从而导致血液中甲状腺激素过少或过量，产生甲减样或甲亢样症状。

甲状腺炎如何分类

1. 按起病快慢。可分为急性化脓性甲状腺炎、亚急性甲状腺炎和慢性甲状腺炎。亚急性甲状腺炎可进一步分为亚急性肉芽肿性甲状腺炎和亚急性淋巴细胞性甲状腺炎（无痛性甲状腺炎），后者又可进一步分为散发性甲状腺炎和产后甲状腺炎。慢性甲状腺炎包括慢性淋巴细胞性甲状腺炎（桥本甲状腺炎）和慢性纤维性甲状腺炎。

2. 按病原学分类。可分为细菌性、病毒性、自身免疫性、辐射后、寄生虫、结核性、梅毒和艾滋病感染等。

临床上比较常见的甲状腺炎是桥本甲状腺炎和亚急性甲状腺炎；从病原学角度常见的是自身免疫性甲状腺炎。

甲状腺炎有哪些症状

因具体病因不同，疾病类型不同，患者临床表现有所差异，总体表现为甲状腺肿大、疼痛等局部症状和由甲状腺功能变化引起的甲亢、甲减等全身症状。

急性甲状腺炎

一般发病比较紧急，主要有两个方面的影响，即上呼吸道感染和甲状腺腺体发生变化。

上呼吸道感染：急性甲状腺炎发病前有上呼吸道感染史，患者往往会出现高热、鼻塞、头痛、多汗、全身酸痛、疲惫无力等症状。

甲状腺腺体发生变化：患者体温可达到38℃以上，颈前会发生肿痛，甲状腺部位出现局部肿块，触摸时会有疼痛感，局部还会出现皮肤发红、发热的症状。吞咽时，甲状腺的疼痛会加剧，有时会向脸部两颊、耳朵两边发散；如果化脓后出现胀痛，邻近的器官或者组织也都会受到影响。

亚急性甲状腺炎

多见于 30~50 岁的成人，女性发病率较男性高。临床表现如下：

1. 上呼吸道感染前驱症状，常有咳嗽、咽痛、肌肉疼痛、疲劳、倦怠，体温不同程度升高，起病 3~4 天达高峰。可伴有颈部淋巴结肿大。

2. 甲状腺局部疼痛明显，常放射至同侧耳部、咽喉及下颌部，或头枕部、胸背部等处。呈逐渐或突然发生，程度不等。少数患者会出现声音嘶哑、吞咽困难等情况。

3. 甲状腺肿大：呈弥漫性或不对称性轻、中度增大，多数伴结节，质地较硬，触痛明显。甲状腺肿通常先累及一侧或两侧交替发生疼痛。

4. 与甲状腺功能变化相关的临床表现：发病初期 50%~75% 的患者会出现体重减轻、怕热、心动过速等甲亢症状，一般历时 3~8 周；约 25% 的患者可出现甲减症状，出现水肿、怕冷、便秘等症状；多数患者短时间（数周至数月）能恢复正常功能，仅少数成为永久性甲减。整个病程 6~12 个月。有些病例反复发作，可持续数月至 2 年不等。

桥本甲状腺炎

1. 起病发展缓慢且隐匿，病程较长，早期可无明显的变化。当出现甲状腺肿大时，病程往往已达到 2~4 年。

2. 合并甲减者可表现为怕冷、水肿、疲惫、胸闷和全身乏力等症状，大部分患者咽喉部不疼痛，但有些患者有局部压迫感或甲状腺区隐痛。

3. 甲状腺多为双侧对称性、呈弥漫性增大，质地坚韧，表面光滑或呈细沙粒状，也可呈大小不一的结节状，一般与周围组织无粘连，吞咽时可上下移动。甲状腺往往随病程发展而逐渐增大，但很少压迫颈部出现呼吸、吞咽困难等不适症状。部分患者在吞咽唾液时感到喉部有阻塞感或有吞咽困难、呼吸不顺畅的症状。

产后甲状腺炎

产后甲状腺炎一般发生在妇女分娩之后，具体的症状表现可以概括为如下几点：

1. 可表现出甲状腺肿或轻度心悸、心慌、水肿、疲惫乏力、怕冷畏寒、体重下降、食欲减退、四肢无力等短暂性甲减症状。

2. 可出现焦虑、失眠、烦躁不安、多言好动、记忆力减退、紧张、精神不集中等症状。

3. 甲状腺多为轻度弥漫性肿大，吞咽运动时可上下移动。甲状腺往往随病程发展而逐渐增大，但很少压迫颈部出现呼吸和吞咽困难。

4. 颈部的淋巴结一般不肿大，但少数病例也可伴有颈部淋巴结肿大，但质地较软。

为什么会得甲状腺炎

　　由于自身免疫异常，病毒、细菌或真菌感染，放射性损伤，环境因素，个人因素等多种因素，致使甲状腺滤泡结构破坏或发生坏死等炎症性改变，从而产生各种类型的甲状腺炎。

自身免疫

　　大多数发生在患者的免疫系统如淋巴 T 细胞攻击甲状腺时，导致甲状腺细胞损害和凋亡，造成甲状腺滤泡破坏，使得甲状腺不能产生足够的甲状腺激素，从而引发甲状腺炎。由自身免疫引起的甲状腺炎包括桥本甲状腺炎、萎缩性甲状腺炎、无痛性甲状腺炎、产后甲状腺炎等。

感染

　　多由细菌感染、病毒感染引起，可继发于上呼吸道感染、流行性感冒，致病微生物从口腔或颈部其他软组织感染直接蔓延至甲状腺，造成甲状腺组织的损伤、发炎等情况。包括急性化脓性甲状腺炎、亚急性甲状腺炎等。

放射线

　　在经过大剂量放射碘治疗以及头颈外照射治疗后，辐射损伤引起甲状腺组织水肿、充血，最终致使整个腺体萎缩呈灰白色，甲状腺功能减低。

环境因素

　　接触充满致病微生物的场所、物品。

个人因素

　　包括遗传因素，怀孕，吸烟，外伤，衰老，精神异常，碘摄入过量，服用干扰素、胺碘酮等药物。

甲状腺炎检查

甲状腺彩超：检查甲状腺形态变化，看甲状腺是否肿大或萎缩，组织结构变化，血流是否增多。

甲状腺功能检查：检查血液中的各项激素指标，包括 TSH、FT_3、FT_4，从而判断甲状腺功能状态。

血常规检查：明确患者的炎症状态，看是否合并其他感染，检查白细胞含量是否增高。

甲状腺摄碘率：观察甲状腺对放射性元素的摄取能力，与血清甲状腺激素测定值结合，血清 T_3、T_4升高，TSH降低，甲状腺摄碘率降低，可作为诊断甲状腺炎的依据。

甲状腺抗体测试：测量甲状腺抗体，包括 TPOAb、TGAb。

甲状腺炎发展的三个阶段

第一阶段，甲状腺毒症期

甲状腺毒症期是指甲状腺炎症导致滤泡结构破坏或坏死，使储存于甲状腺滤泡腔的甲状腺激素漏出并进入血液。由于甲状腺功能呈亢进状态，可表现为患者易烦躁、体重减轻、怕热、失眠、心动过速、乏力等。

第二阶段，甲减期

甲状腺激素过量释放几周或几个月后，甲状腺不能释放出足够的甲状腺激素，导致缺乏甲状腺激素或甲状腺机能减退。患者会出现疲劳、水肿、体重增加、怕冷、便秘等症状。

第三阶段，恢复期

恢复期是指甲状腺从炎症期恢复并且能够维持正常激素水平。多数患者可恢复正常功能，少数为永久性甲减。

对于因桥本甲状腺炎导致甲减的患者，常只存在甲减的表现，多数患者因为甲状腺肿或甲减症状首次就诊。对于亚急性甲状腺炎、无痛性甲状腺炎患者，可存在以上三个阶段的表现。

甲状腺炎的防治方案

药物治疗

急性化脓性甲状腺炎药物治疗

急性化脓性甲状腺炎是由于金黄葡萄球菌、溶血性链球菌等细菌感染导致的甲状腺炎症，主要症状为发热、甲状腺肿痛。急性化脓性甲状腺炎比较少见，但也需引起重视，一旦发病，往往症状较重，要及时去医院就诊。急性化脓性甲状腺炎主要的药物治疗方式是抗生素来控制感染，比如青霉素等，具体使用情况需专业医生的指导，如果感染不能消退，就需要手术切开引流。

亚急性甲状腺炎药物治疗

亚急性甲状腺炎是由病毒感染引起的，治疗以抗炎、缓解症状为主。如果出现甲状腺毒症表现，可用 β－受体阻滞剂缓解症状；患者甲状腺区疼痛比较明显，可以用非甾体类抗炎药物来缓解疼痛，比如阿司匹林；出现甲状腺功能减退，可酌情使用甲状腺抑制剂，一般可以治愈，但也有极少数患者会发生永久性甲减。

慢性甲状腺炎药物治疗

慢性甲状腺炎一般是由自身免疫系统出现问题而引起的，也叫桥本甲状腺炎，这种疾病无法根治，需长期服药。长期甲状腺炎会引起甲减，可以补充甲状腺素进行治疗，比如甲乐、甲状腺片等。慢性甲状腺炎的治疗可采取中西医结合的疗法，治疗效果较好。

手术治疗

如何治疗甲状腺炎取决于甲状腺炎的类型、症状和阶段。一般情况下以药物治疗为主，但对于峡部特别肥厚，甲状腺肿大显著影响呼吸，或通过多项检查尚不能排除有恶性病变的桥本甲状腺炎患者，可进行手术治疗，即采用峡部切除或峡部切除加甲状腺部分切除术。

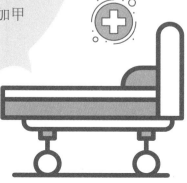

饮食调养

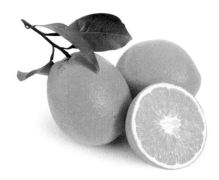

橙子富含维生素C，特别
适合甲状腺炎患者食用。

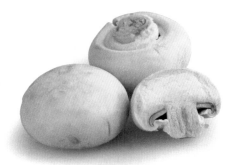

口蘑富含硒，常吃能起到
补硒作用。

宜 适量食用富含维生素 B_1、B_2 以及维生素 C 的食物，有助于增强机体对外界环境的抗应激能力，增强身体免疫力，还有助于维持代谢功能正常。可以多吃富含这些营养成分的蔬菜水果等，例如猕猴桃、橙子、苦瓜、大白菜等。

宜 适量摄入富含硒的食物。硒有清除体内自由基、增强免疫、促进代谢的作用。硒参与甲状腺激素的合成活化和代谢过程，有助于维持甲状腺功能正常。硒缺乏是诱发桥本氏甲状腺炎的因素之一，补硒有助于降低机体血清甲状腺过氧化物酶抗体，对桥本氏甲状腺炎有一定的改善作用。平时可以服用补硒产品，比如硒酵母片，也可以通过一些富硒食品来补硒，比如富硒大米、富硒小麦、蘑菇、鸡蛋、大蒜等。

甲状腺炎患者饮食需多补充各种营养素和能量，以弥补代谢加快导致的身体营养不足。但要注意避免一次性摄入过多，应适当增加餐次，正常三餐外，另加副餐2~3次。临床治疗时，要及时根据病情，不断调整热能及其他营养素的供给量。

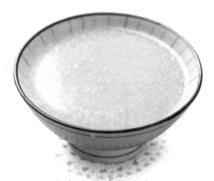

小米粥营养价值高，
还容易下咽。

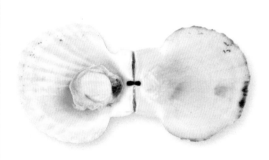

扇贝等海产品含碘量偏高，甲
状腺炎患者不能过量食用。

宜

选择易消化、易吸收的食物。患有甲状腺炎的患者可能是由于自身免疫异常，往往会出现颈部疼痛、吞咽困难，此时的饮食以清淡、易消化吸收的食物为主，最好是容易吞咽的流质食物。对于辛辣刺激、油腻的食物以及富含膳食纤维的食物，要尽量少吃或不吃。

忌

不宜高碘饮食。碘是合成甲状腺激素的重要原料，健康人通过日常食用碘盐基本能满足身体对碘的需求，但是摄入过量就会增加患桥本甲状腺炎的风险，对于已经患有桥本甲状腺炎的患者更不宜高碘饮食，应一日三餐都保持低碘饮食，避免加重病情。海带、紫菜等含碘丰富的食物要少吃，碘盐和无碘盐可交替使用。

营养成分表

每 100 克含量	
热量	24 千卡
蛋白质	1.9 克
钾	258 毫克
钙	5 毫克
硒	1.1 微克
磷	86 毫克

挑选平菇时要注意选择呈伞状，边缘整齐，向内微卷，菌柄短粗的。

中医认为平菇具有祛风散寒、舒筋活络的功效。

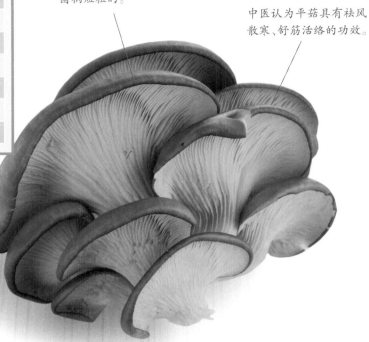

推荐食疗方

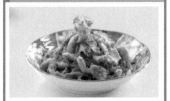

干锅孜然平菇

平菇 100 克，盐、黑胡椒粉、蒜末、熟白芝麻、孜然粉、油各适量。平菇洗净，撕成小朵，用开水焯烫 1 分钟。油锅烧热，放蒜末炒香，再放平菇、盐、黑胡椒粉翻炒，直至平菇的水分炒出，再放孜然粉、熟白芝麻炒匀即可。

养护甲状腺关键词： 硒　氨基酸　矿物质

平菇

推荐理由： 平菇含有多种氨基酸和丰富的矿物质，富含硒，有助于改善甲状腺球蛋白抗体和甲状腺抗过氧化物酶抗体的问题，增强机体免疫力，有利于保持甲状腺功能正常。

饮食小贴士： 食用前注意清洗干净，以防农药残留。在炒制平菇之前，可将其中的水分挤干净。

注意事项： 菌类过敏者、有皮肤瘙痒者不宜食用。

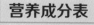

每100克含量	
热量	22千卡
蛋白质	1克
脂肪	0.1克
碳水化合物	4.9克
维生素C	56毫克

清炒苦瓜前可先用开水焯一下，以去除部分苦味。

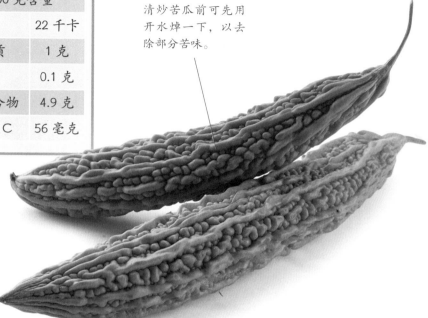

推荐食疗方

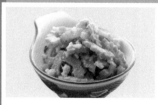

咸蛋黄苦瓜

苦瓜1根,咸蛋黄1个,葱末、蒜末、料酒、油、盐各适量。咸蛋黄加料酒压碎拌匀；苦瓜洗净，去瓤和子，切薄片，焯水。油锅烧热，加葱末、蒜末炒香，加入压碎的咸蛋黄，小火炒出油，再放入苦瓜片翻炒至熟，加盐调味即可。

养护甲状腺关键词： 维生素C

苦瓜

推荐理由： 苦瓜有清热解毒、开胃健脾的功效，有助于除心中烦热，排出体内毒素。苦瓜中的维生素C含量很高，能提高机体免疫力，保护心脏，防止动脉粥样硬化，有助于预防亚急性甲状腺炎。

饮食小贴士： 凉拌苦瓜能够很好地保留苦瓜中所含有的维生素。清炒苦瓜宜用大火快炒，以免维生素流失。

注意事项： 苦瓜性寒，脾胃虚寒者不宜多食和生食。苦瓜尤其适合春夏季节清热降火食用。

营养成分表

每100克含量	
热量	61 千卡
蛋白质	0.8 克
碳水化合物	14.5 克
维生素 C	62 毫克

猕猴桃富含膳食纤维，特别适合甲状腺炎伴便秘人群食用。

猕猴桃中富含的维生素和活性成分，能增强抵抗力。

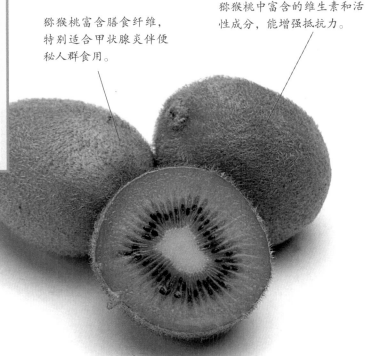

推荐食疗方

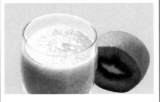

猕猴桃汁

猕猴桃 2 个，蜂蜜、柠檬汁、凉开水各适量。将猕猴桃洗干净，去皮，切块，与凉开水一起放入榨汁机中榨出果汁，倒入杯中，再在杯中加入蜂蜜、柠檬汁搅匀即可。

养护甲状腺关键词： 维生素 C　果胶

猕猴桃

推荐理由： 猕猴桃中维生素 C 含量非常丰富，对于已经患有甲状腺炎而且有疼痛感的患者，有助于缓解炎症引起的疼痛。猕猴桃富含果胶，有助于抑制胆固醇升高，对于预防甲状腺炎伴心血管疾病很有帮助。

饮食小贴士： 经常喝酒应酬的人可以在喝酒后喝 1 杯猕猴桃汁，不仅可解酒毒，还能保护肝脏。

注意事项： 经常性腹泻者不宜食用猕猴桃，以免影响消化吸收，加重腹泻。

营养成分表

每 100 克含量	
热量	32 千卡
蛋白质	2.7 克
碳水化合物	5.8 克
钾	145 毫克

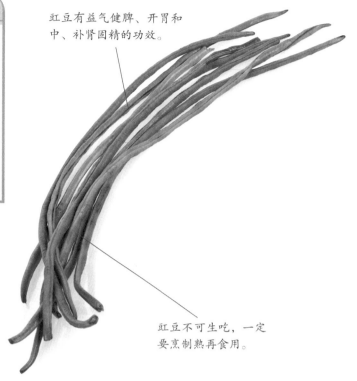

豇豆有益气健脾、开胃和中、补肾固精的功效。

豇豆不可生吃，一定要烹制熟再食用。

推荐食疗方

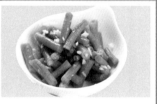

凉拌豇豆

豇豆 150 克，蒜末、醋、香油、盐各适量。将豇豆除筋去根洗净，切段，焯熟捞出，放在盘中加蒜末、醋、香油、盐拌匀即可。

豇豆

推荐理由： 豇豆含有易于消化吸收的蛋白质，碳水化合物及多种维生素、矿物质等，可补充机体所需的营养素。此外，其所含维生素 C 能促进抗体的合成，提高机体抗病毒能力，防止机体因感染病毒而患甲状腺炎。

饮食小贴士： 吃豇豆一定要做熟，未做熟的豇豆吃了会中毒，引起头晕、呕吐、腹痛。烹饪豇豆之前要先将豆筋摘除，不然烹饪出来的豇豆口感不佳，吃了还不好消化。

注意事项： 豇豆吃太多容易引起腹胀，导致消化不良，所以一次不能吃太多。

营养成分表

每100克含量	
热量	129 千卡
蛋白质	19.3 克
维生素 C	20 毫克
硒	19.2 微克
铁	22.6 毫克

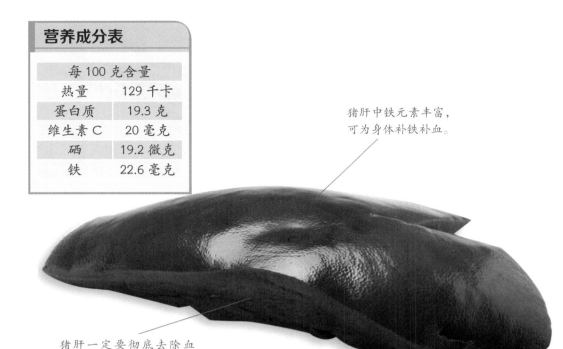

猪肝中铁元素丰富，可为身体补铁补血。

猪肝一定要彻底去除血水、清洗干净才能食用。

推荐食疗方

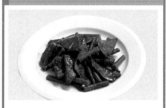

豇豆炒猪肝

猪肝 100 克，豇豆 150 克，黄酒、盐、酱油、油、姜末、蒜末各适量。猪肝洗净，切片；豇豆洗净，切段。油锅烧热，下姜末、蒜末煸香，再下猪肝片煸炒，加入酱油、黄酒、水、盐煸炒入味，放入豇豆炒至熟透即可。

养护甲状腺关键词： 维生素 C 维生素 A 硒

猪肝

推荐理由： 猪肝中含有维生素 C 和微量元素硒，能增强人体的免疫反应，有助于抵抗炎症，缓解甲状腺炎带来的不适。猪肝中还含有丰富的维生素 A，能防止眼睛干涩、疲劳。

饮食小贴士： 猪肝应烹调 5 分钟以上再食用，这样才能去毒，并杀死细菌。猪肝与菠菜配搭食用能更好地缓解贫血。

注意事项： 猪肝中含有高胆固醇和高嘌呤，吃过多的猪肝会增加患心血管疾病、痛风和高尿酸血症的隐患，因此要适量食用。

营养成分表

每100克含量	
热量	574 千卡
蛋白质	24.8 克
脂肪	44.3 克
碳水化合物	21.7 克
锌	2.5 毫克
钙	39 毫克

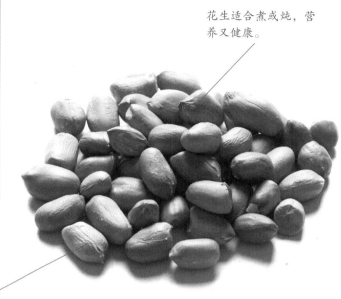

花生适合煮或炖，营养又健康。

花生仁要挑颗粒完整、表面光润、没有外伤与虫蛀的为好。

推荐食疗方

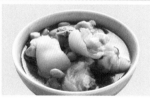

花生猪蹄汤

猪蹄 1 只，花生仁 20 克，葱段、姜片、盐、料酒各适量。猪蹄洗净，斩块，放入沸水中余烫后捞出洗净。将猪蹄块、葱段、姜片、料酒和适量水一起放入砂锅中，小火煲 2 小时，拣出葱段、姜片，加入花生仁、盐，再继续煲 30 分钟即可。

养护甲状腺关键词： 维生素 E | 蛋白质 | 锌

花生

推荐理由： 花生含有的维生素 E 和一定量的锌，能缓解炎症；含有的卵磷脂和蛋白质，可以为身体补充营养，强健身体，有助于缓解甲状腺炎。花生含有丰富的油脂，常吃还可缓解皮肤干燥，增强皮肤弹性。

饮食小贴士： 花生红衣的补血效果比花生仁还好，所以吃花生尽量不要剥去红衣。由于花生炒熟或者油炸后，性质变得热燥，故不宜多食油炸或炒熟的花生。吃花生较好的吃法是炖煮。

注意事项： 花生含有较多的脂肪，"三高"人群和肥胖人群应少食。血黏稠度高或有血栓的人不宜食用；体寒湿滞及肠滑便泄者不宜食用。

营养成分表

每100克含量	
热量	108 千卡
蛋白质	17.1 克
脂肪	2.7 克
碳水化合物	3.8 克
钙	79 毫克
钾	290 毫克
磷	193 毫克

鲫鱼适合在冬令时节食用，食疗的效果比较佳。

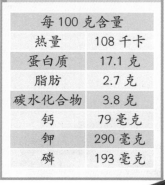

中医认为，鲫鱼有健脾利湿、和中开胃、活血通络、温中下气的功效。

推荐食疗方

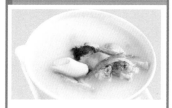

鲫鱼陈皮汤

鲫鱼1条，陈皮5克，料酒、白胡椒粉、姜、葱、盐各适量。鲫鱼处理好切块；姜切片；葱切段；陈皮泡发，撕成条。将上述材料放入砂锅中，加料酒，大火煮沸后转小火煲1小时，再加白胡椒粉和盐调味即可。

养护甲状腺关键词： 蛋白质 硒 铁
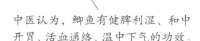

鲫鱼

推荐理由： 鲫鱼含碘量低，所含的蛋白质质优、丰富、易于消化吸收，常食可增强抗病能力，有助于缓解甲状腺炎。鲫鱼的脂肪多为不饱和脂肪酸，能很好地降低胆固醇，防治动脉硬化、冠心病。鲫鱼所含的硒、铁元素为甲状腺患者易缺乏营养素，适量吃可以为患者补充。

饮食小贴士： 鲫鱼适宜脾胃虚弱、食欲不振人群食用。

注意事项： 感冒发热期间不宜多吃鲫鱼。鲫鱼是发物，素体阳亢及疮疡者慎食。过敏人群也要慎食。

营养成分表

每 100 克含量	
热量	117 千卡
蛋白质	19.9 克
脂肪	4.2 克
钙	63 毫克
磷	217 毫克
钾	295 毫克
镁	32 毫克
硒	26.5 微克

鳜鱼有补气补血、益肠胃的功效。

鳜鱼热量低、脂肪少，适合甲状腺炎伴肥胖患者食用。

推荐食疗方

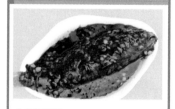

红烧鳜鱼

鳜鱼1条，姜片、蒜瓣、酱油、料酒、盐、油、葱花各适量。鳜鱼处理好洗净，用料酒、姜片腌制。将其余调料加适量水调匀备用。油锅烧热，将鳜鱼煎至两面金黄，再放入姜片、蒜瓣、调好的料汁和适量水煮30分钟，大火收汁后撒葱花即可。

养护甲状腺关键词： 蛋白质　钙　铁　硒

鳜鱼

推荐理由： 鳜鱼含有蛋白质、钙、铁、硒等物质，能补虚，可以增强甲状腺炎患者身体抵抗力。鳜鱼肉质细嫩，不必担心消化困难，很适合儿童、老人及体弱、脾胃消化功能不佳的人食用。

饮食小贴士： 鳜鱼每到春天最为肥美，所以春天吃鳜鱼为好。将鳜鱼与黄芪、党参、淮山药、当归共煮熟食用，可调补气血。

注意事项： 有哮喘、咯血的患者不宜食用；寒湿盛者不宜食用。

运动调养

　　甲状腺炎不太严重时可以通过运动锻炼来调节体质，增强抗病能力，可选用的运动方式有散步、慢跑、太极拳等，此外，五禽戏也是一个不错的选择。现代流传下来的传统华佗五禽戏，主要通过模仿虎、鹿、熊、猿和鸟的动作，来锻炼自己的身体。

① 虎戏

　　虎戏气势威猛，能升肾水之气以固肾，肾气固则精气足，精气足则五脏六腑皆固。还能增强人体肝胆的疏泄功能，对内分泌疾病有利。久练能通督脉，督脉通则诸脉皆通，精力自然充沛。

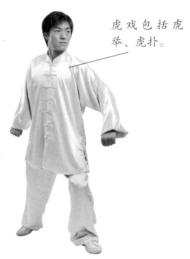

虎戏包括虎举、虎扑。

② 鹿戏

　　较之虎戏的威猛，鹿戏则显得安详，需要以意领气，气蓄于丹田，能使气盈溢而散布到人体内各处，配合呼吸，气行血走，血液循环周流。

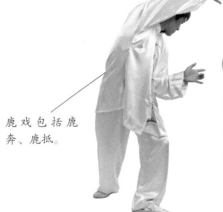

鹿戏包括鹿奔、鹿抵。

③ 熊戏

　　熊戏沉稳，模仿熊的形象，取其体笨力大敦厚之性。习练时，意随形动，形随意动，达到形意一体。熊戏主脾胃，练熊戏能起到肌肉发达、增长力气、灵活关节、强身壮体的作用。

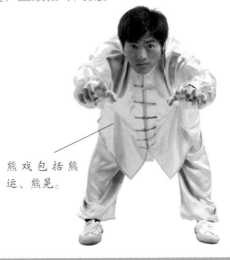

熊戏包括熊运、熊晃。

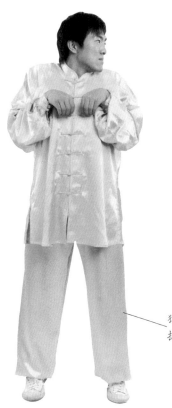

4 猿戏

　　猿戏灵巧，仿效猿的动作，外可练肢体灵活，内可抑情志动荡，即可练心。心神主血脉，血脉疏通可提神，因此久练猿戏，能够灵活脑筋、增强记忆、开阔心胸。

猿戏包括猿提、猿摘。

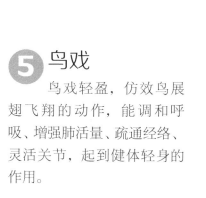

鸟戏包括鸟伸、鸟飞。

5 鸟戏

　　鸟戏轻盈，仿效鸟展翅飞翔的动作，能调和呼吸、增强肺活量、疏通经络、灵活关节，起到健体轻身的作用。

经络穴位调养

　　甲状腺炎患者可以在医生的指导下选择有效的穴位进行按摩，以起到辅助治疗疾病的效果。

1 按揉劳宫穴

　　劳宫穴善于清心胃之火，对于心火内盛、胃火旺盛、浊气上攻所致的病症，点按劳宫穴可清火泻热，开窍醒神，对于甲状腺炎引起的高热也有一定的缓解作用。每天早晚用拇指指腹分别按揉对侧手掌的劳宫穴各100次，以感到手心微热为宜。

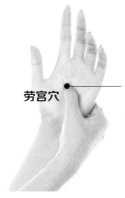

在掌区，横平第3掌指关节近端，第2、第3掌骨之间偏于第3掌骨。

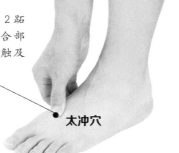

在足背，第1、第2跖骨间，跖骨底结合部前方凹陷中，或触及动脉搏动。

太冲穴

按摩太冲穴

2 太冲穴是肝经的原穴，因患病引起的心情不好、肝气郁结，可以通过刺激太冲穴来调理，此穴还能调理气血。用拇指指腹点按太冲穴3~5分钟，以有酸胀感为度。

3 按揉神门穴

　　经常按揉神门穴能够宁心除烦、安神定志。甲状腺炎患者出现失眠症状时，在睡前按揉神门穴可以改善失眠状况。可配合三阴交穴、内关穴一起进行，效果更佳。按摩神门穴时用拇指指腹按揉1~3分钟，以有轻微酸胀感为宜。

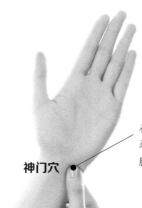

在腕前区，腕掌侧远端横纹尺侧端，尺侧腕屈肌腱的桡侧缘。

神门穴

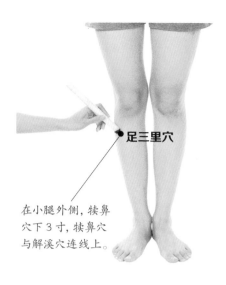

在小腿外侧，犊鼻穴下3寸，犊鼻穴与解溪穴连线上。

④ 艾灸足三里穴

　　足三里穴有调节机体免疫力、增强抗病能力、调理脾胃、补中益气、通经活络的功效。可以帮助食欲不振的甲状腺炎患者提升食欲，还能调理内分泌，增强脏腑功能，辅助治疗疾病。用艾条温和灸足三里穴5~10分钟，以局部感觉微微发热为宜。

双足足掌第1跖骨与第2跖骨前半部之间，并横跨第1跖骨中部的"L"形区域。

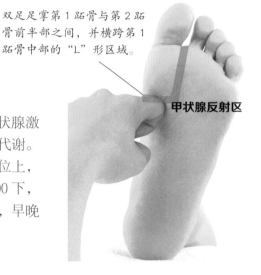

甲状腺反射区

⑤ 按揉足底甲状腺反射区

　　刺激足底甲状腺反射区能够促进甲状腺激素的分泌，增强甲状腺的功能，调节新陈代谢。将拇指（或食指、中指）的指关节按在穴位上，做顺时针或逆时针揉动，每次按揉100~200下，按揉时手指要有一定力度，每日进行2次，早晚各1次。

脑垂体反射区

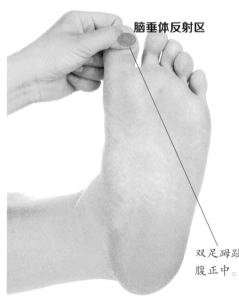

双足姆趾趾腹正中。

⑥ 按揉足底脑垂体反射区

　　刺激足底的脑垂体反射区可以调节内分泌，平衡阴阳，对于内分泌失调引起的甲状腺炎具有辅助治疗作用。还可以促进新陈代谢，加强全身血液循环。按摩时用拇指和食指捏住脚上姆趾，拇指指腹放在脑垂体反射区，由轻到重，揉动1~3分钟。

生活调养

营养均衡，多喝水

甲状腺炎患者日常进食要注意营养均衡，合理搭配。多吃富含维生素的蔬菜和水果，多饮水，不要吃有刺激性的调料和食物。进食要少食多餐，不可一次性吃过多食物。

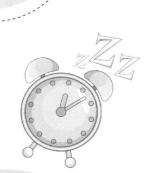

预防感冒

一般在甲状腺疾病发病前有明显的上呼吸道感染史，与病毒感染有一定的关系，所以要做好预防感冒的措施，以免诱发或加重甲状腺炎疾病。患病后或在治疗期间更要注意预防感冒，以防感冒后免疫力下降，病毒趁虚而入，引发甲状腺炎复发或加重。

　　甲状腺炎患者，除了通过科学的方法治疗外，还可以在生活中加以调理，也有助于病情恢复。只有日常生活中护理好，才能防止疾病加重或复发。

保持心情愉悦

　　甲状腺疾病是自身免疫性疾病，与患者的情绪变化息息相关，多数甲状腺疾病发病跟患者情志不畅有很大的关系。所以甲状腺炎患者保持乐观开朗的心情很重要，此外要多注意休息，适当缓解压力，减少发病风险。要时刻保持心情舒畅，以积极乐观的心态去解决生活中遇到的问题，避免情绪波动大。良好的心态是一剂不可多得的良药。

按时体检

　　常见的慢性淋巴性甲状腺炎与无痛性甲状腺炎疾病，属于自身免疫性疾病，是由于机体自身免疫因素导致的甲状腺炎疾病。通过科学的检查，对于自身疾病进行排除，这也是常见的甲状腺炎的护理方法。甲状腺炎患者按时体检可以及早发现病情，及时治疗，早日恢复。

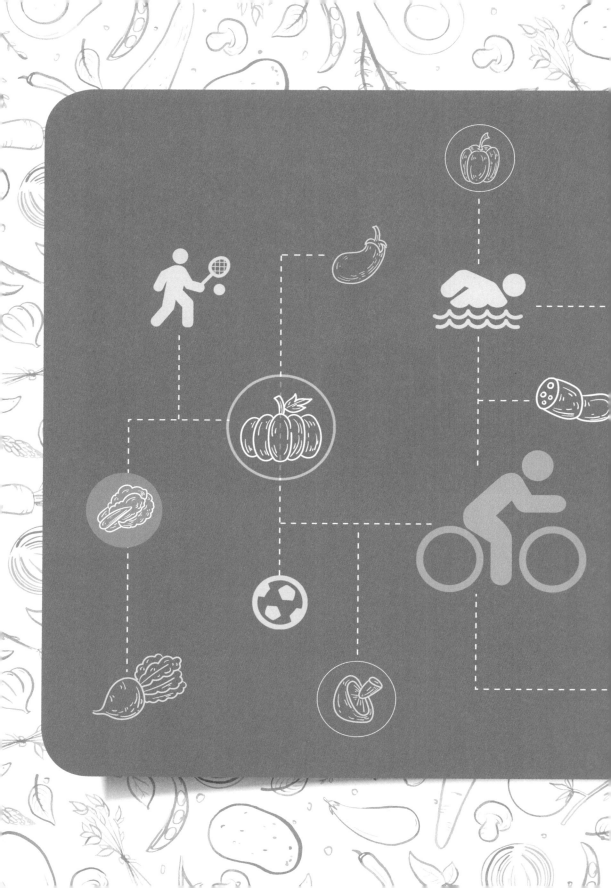

第八章
防治甲状腺癌，早发现早治疗

甲状腺癌是常见的甲状腺恶性肿瘤，以恶性度较低、预后较好的乳头状癌较为常见，多数患者早期没有临床症状，常以无痛性颈部肿块或结节就诊，短期内肿瘤增长较快。所以不可轻视，每年定期体检是及早预防的良好手段。

了解甲状腺癌

什么是甲状腺癌

甲状腺癌，即甲状腺恶性肿瘤，大约占全身恶性肿瘤的1%，是较常见的内分泌系统恶性肿瘤。甲状腺癌的发病率一般随着年龄的增大而增加，女性的发病率较高。地区差别亦较明显，一般在地方性甲状腺肿的流行区，甲状腺癌的发病率较高，而且大部分的甲状腺癌都是起源于滤泡上皮细胞。

1. 乳头状癌： 占甲状腺癌的85%左右，恶性度低。多发于40岁以下人群，特别是年轻女性。

2. 滤泡状癌： 占甲状腺癌的8%~10%，以从血管转移为主，恶性度高于乳头状癌。多发于年龄较大者，特别是50岁以上的女性。

甲状腺癌可分为哪些类型

甲状腺癌一般分为4类，主要有分化型和未分化型。甲状腺乳头状癌和滤泡状癌又被称为分化型甲状腺癌，占甲状腺癌的90%左右。

3. 髓样癌： 占甲状腺癌的5%左右，从淋巴和血管都可转移，恶性度比前两者更高。可发生于任何年龄，男女发病率相近。

4. 未分化癌： 占甲状腺癌的1%~3%，生长快，发展迅速，恶性度极高，预后差。多发于50岁以上的女性。

甲状腺癌有哪些症状

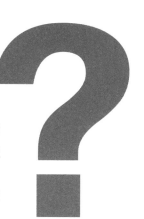

甲状腺癌的早期诊断对该病治疗很重要，但就目前的诊断方法而言，无论是触诊、超声、CT 等都没有办法百分之百确定或排除甲状腺癌。一般的甲状腺癌患者会出现以下症状：

1.甲状腺内发现肿块，质地硬而固定、表面不平，腺体在吞咽时还会上下移动。

2.癌症晚期可出现声音嘶哑、呼吸困难以及交感神经受压引起 Homer 综合征及侵犯颈丛出现耳、肩处疼痛，还会有部分淋巴结及远处器官转移等症状。

为什么会得甲状腺癌

甲状腺癌的病因很复杂，但是一般认为与摄入过量的碘或缺乏碘、放射性损伤、遗传、其他甲状腺病变等因素有密切关系。

1.不管是摄入过量的碘，抑或是缺碘都会引起甲状腺的结构和功能发生改变，并且与甲状腺癌的发生有密切关系。

2.动物实验表明，用 X 射线照射甲状腺能促使动物发生甲状腺癌。

3.调查发现，甲状腺髓样癌有明显的家族史，而且常合并有嗜铬细胞瘤等，所以这类癌症可能与染色体遗传因素有关。

4.临床上的甲状腺腺瘤、慢性甲状腺炎等病都有增加甲状腺癌发生的可能，故其他甲状腺病变也可能是引发甲状腺癌的因素。

甲状腺癌的检查

同位素扫描：因甲状腺癌组织一般对放射性同位素缺乏亲和性，可用 ^{131}I 进行甲状腺扫描，癌多为冷结节，这并非特殊诊断方法，因甲状腺囊肿、脓肿、腺瘤也可为冷结节，所以应结合其他条件进行鉴别诊断。

血清甲状腺球蛋白：甲状腺球蛋白的水平与甲状腺肿瘤的良、恶性无关。但它可以检测肿瘤的复发，如果甲状腺全切除术后血清甲状腺球蛋白增高，提示癌症复发。

超声检查：甲状腺癌首选超声检查，下列检查特征提示甲状腺癌：1.实性低回声结节。2.结节内血供丰富。3.结节形态和边缘不规则。4.微小钙化、针尖样弥散分布或簇状分布的钙化。5.同时伴有颈部淋巴结超声影像异常，如淋巴结呈圆形、边界不规则或模糊、内部回声不均、内部出现钙化、皮髓质分界不清、淋巴门消失或囊性病变等。

CT检查：一般不需要。手术前需要评估血管神经与癌组织的关系时可以增加CT检查。

穿刺活检：疑为恶性结节者可以考虑细针穿刺细胞学病理检查，排除恶性结节。

手术切除病理检查：术中冰冻切片病理检查，准确率较高。冰冻切片病理检查30分钟出结果就可以知道是良性还是恶性肿瘤。手术后石蜡切片病理检查准确率也很高，一般3~5天出报告。可根据检查情况决定下一步治疗方案。

甲状腺肿大伴有下列情况者应警惕恶性病变的可能

1. 甲状腺的多发结节中发现有一个结节特别突出而且较硬，同时在颈部发现有淋巴结肿大。

2. 其他部位有转移灶，同时甲状腺有肿大或疼痛现象者。

3. 有长期甲状腺肿大或慢性甲状腺炎，近期迅速增大变硬者。

4. 伴有声音嘶哑、呼吸困难、吞咽困难者。

5. 青少年出现甲状腺结节，应考虑患甲状腺癌的可能性。

6. 长期腹泻而无脓血便，常伴有面部潮红或内分泌肿瘤者。

7. 原因不明的颈淋巴结肿大，经抗感染治疗淋巴结不缩小者。

为什么甲状腺癌女性多见

甲状腺癌以女性发病较多，男女比例为 1:2~1:4。这一方面是因为免疫功能的性别差异，另一方面也与女性不同生命阶段的一系列生理变化密切相关。

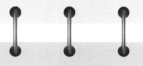

吃加碘盐会导致甲状腺癌吗

随着甲状腺疾病发病率的不断升高，关于是否食用碘盐成为人们关注的焦点。碘是人体所必需的微量元素，是甲状腺激素合成的原料之一。碘的摄入不足会导致甲状腺滤泡增生，增加甲状腺肿大或结节的发生率，反之，碘摄入过多也易诱发甲状腺炎或甲状腺癌等甲状腺疾病的发生。因此，关于碘的摄入不能一概而论或一刀切地回答。碘摄取量高低和甲状腺癌病理学类型相关，碘缺乏地区滤泡状癌发病率高，碘充足地区乳头状癌发病率高。因此，建议科学补碘。

甲状腺癌的防治方案

药物治疗

甲状腺癌的治疗方法有手术治疗、药物治疗、中医药治疗等，其中前两者是直接或间接作用于癌细胞上，而中医药治疗则是起辅助治疗效果。目前多建议所有的甲状腺癌一经确诊后均采取手术切除，这样不仅能清除原发病灶，还可准确判断癌症的组织类型和分期、淋巴结转移情况等。甲状腺药物治疗一般有术后 TSH 抑制治疗和术后放射 ^{131}I 治疗。

术后 TSH 抑制治疗

甲状腺癌手术后都需要应用甲状腺激素治疗，TSH 抑制治疗也叫甲状腺激素抑制治疗。TSH 抑制治疗可以改善术后甲状腺激素分泌不足，抑制肿瘤复发。在进行 TSH 抑制治疗时，要进行双风险评估（甲状腺癌复发的风险和 TSH 抑制治疗副作用风险）来判断是否可以进行 TSH 抑制治疗。另外，TSH 抑制治疗可能会对心血管和骨骼产生影响，老年人慎用。

术后放射 ^{131}I 治疗

甲状腺癌术后根据具体情况考虑是否要做放射 ^{131}I 治疗，放射 ^{131}I 治疗可以清除残留的甲状腺组织，减少肿瘤局部复发和转移。在进行放射 ^{131}I 治疗之前要做一些准备，在专业医师指导下，停服甲状腺激素、药物以及含碘的食物 1 个月，因为这些药物和食物会对放射 ^{131}I 治疗有影响，放射 ^{131}I 治疗后也要进行一段时间的防护隔离，以免影响到周围的亲友和同事。

肿瘤小于 1 厘米且肿瘤位于甲状腺	术后不需要进行放射 ^{131}I 治疗
肿瘤在 1~4 厘米且有高危因素，如恶性超声征象、较大肿瘤、术前甲状腺外生长等	可选择性进行放射 ^{131}I 治疗
有远处转移、肿瘤明显侵犯甲状腺外周组织或肿瘤大于 4 厘米	术后需要进行放射 ^{131}I 治疗

手术治疗

甲状腺癌的手术治疗包括甲状腺本身的手术，以及颈部淋巴结清扫。甲状腺的切除范围目前仍有分歧，范围最小的为腺叶加峡部切除，最大至甲状腺全切除。

中医药治疗

主要用于甲状腺癌的辅助治疗。不同患者应在明确诊断后，根据自己的病因及病情严重程度，选择相关的治疗方法。

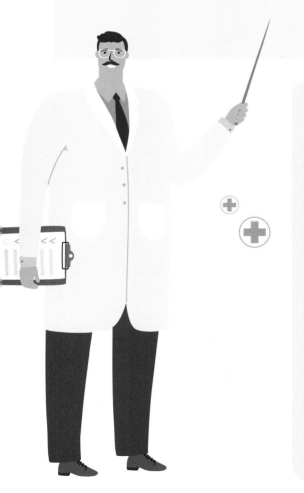

小贴士
甲状腺癌手术后应注意什么

1. 手术切除一侧或全甲状腺后，应常规补充甲状腺素和钙剂，使甲状腺功能尽量维持正常。

2. 应定期复查以发现可能出现的肿瘤局部复发或转移，包括颈部、上纵隔淋巴结转移及远处转移，如肺、骨、脑等部位的转移。一般建议术后3个月、6个月、1年定期复查，1年后每6个月复查1次。对甲状腺未分化癌患者，可能出现短期内肿瘤复发或转移，所以随诊的间隔时间应缩小，比如1个月1次。

3. 甲状腺癌术后的患者应当避免疲劳和重体力工作。

饮食调养

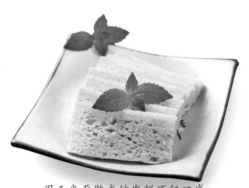

用玉米面做成的发糕不仅口感好，还能很好地补硒。

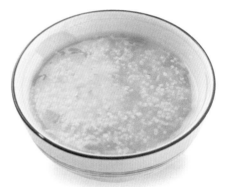

南瓜粥适合手术后喉咙不适者食用。

宜 多吃含硒量高的食物。硒能清除人体内过多的游离自由基，避免自由基对身体产生侵害。硒还能提高机体免疫功能，具有辅助防癌抗癌的功能。富含硒的食物有黄豆、蚕豆、猪肾、鸭肝、鸡肝、白萝卜、茄子、番茄等。此外，富含维生素 C、维生素 E 的食物也有助于清除体内有害的自由基，有助于防癌抗癌。

宜 多吃能提高免疫力的食物，如香菇、蘑菇、木耳、核桃、薏苡仁、大枣等。此外，富含膳食纤维的食物也有助于提高机体免疫力，帮助降低血脂水平、平稳血糖，还有利于防癌抗癌。富含膳食纤维的食物有竹笋、南瓜、西蓝花、柑橘、苹果、白菜、木耳、魔芋、燕麦、玉米、红豆、绿豆、黑豆等蔬菜、水果和粗粮豆类。

甲状腺癌患者手术后饮食宜以清淡、易消化为原则，营养要均衡，食物结构要合理，总热量要够，要注意补充维生素、纤维素、无机盐等，这些可从新鲜蔬菜和水果中获得。此外，可多吃含碘、硒、膳食纤维多的食物。

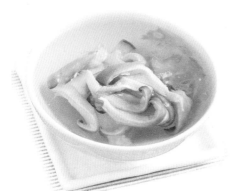

番茄菱角平菇汤味道清淡、营养丰富，特别适合甲状腺癌患者术后食用。

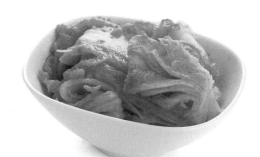

泡菜属腌制食物，不利于术后伤口恢复。

宜 多吃具有消肿散结作用的食物。甲状腺癌患者因甲状腺肿大可出现压迫症状，所以患病期间可以吃一些具有消肿散结作用的食物，比如菱角、油菜、芥菜、马齿苋、海带、丝瓜、无花果干、猕猴桃、李子等。

忌 远离不健康的饮食习惯。不健康的饮食习惯往往会加重身体的负担，使身体受损，使已经生病的身体雪上加霜。应忌烟、酒及辛辣刺激性食物；忌食肥腻、黏滞食物；忌食坚硬不易消化食物；忌食油炸、烧烤等热性食物；忌食腌制的咸菜或酸菜；忌食火腿、香肠等肉类加工食品。

营养成分表

每100克含量	
热量	261 千卡
蛋白质	10 克
脂肪	1.4 克
碳水化合物	67.3 克
硒	2.9 微克

质量好的银耳，色泽
呈白色或略带黄色。

银耳不可搓洗，因为银
耳叶片薄脆，容易揉烂。

推荐食疗方

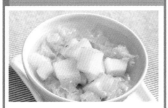

银耳雪梨冰糖汤

干银耳5克，雪梨半个，
冰糖适量。银耳用冷水浸
泡，洗净，撕片；雪梨洗净，
切块。将银耳片和雪梨块
放入砂锅中，加冰糖和适
量水，大火煮沸后转小火
煲1小时即可。

养护甲状腺关键词： 多糖　硒　维生素D

银耳

推荐理由： 银耳富含硒等矿物质，可以增强机体抗肿瘤
的免疫力。银耳含有的多糖能够增强人体免疫功能，又
有扶正固本的作用。银耳富含维生素D，能防止钙的流失。

饮食小贴士： 银耳宜用冷水泡，因为用热水泡不仅不易
充分发开，口感还会绵软发黏，不少营养成分也会被
溶解而损失掉。

注意事项： 银耳泡发后宜当天食用完。

营养成分表

每 100 克含量	
热量	143 千卡
蛋白质	20.3 克
脂肪	6.2 克
碳水化合物	1.5 克
铁	3 毫克

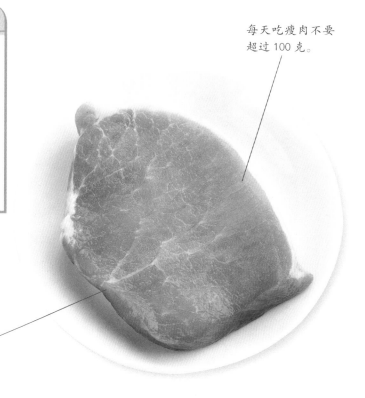

每天吃瘦肉不要超过 100 克。

猪瘦肉营养丰富，适合术后患者进补食用。

推荐食疗方

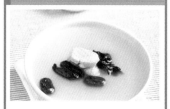

海参大枣猪瘦肉汤

干海参 3 个，猪瘦肉 100 克，大枣、香油、盐、姜片各适量。干海参泡发、洗净，切片；猪瘦肉切块。将海参片和猪瘦肉块分别汆水后捞出洗净，和大枣、姜片一起放入砂锅中，加适量水煲 1 小时至熟，加香油和盐调味即可。

养护甲状腺关键词： 蛋白质　B 族维生素　铁

猪瘦肉

推荐理由： 猪瘦肉富含蛋白质，还是 B 族维生素的良好来源，适当进食有助于补肾养血、滋阴润燥。猪瘦肉中含铁元素丰富，有助于提高机体免疫力，适合甲状腺癌患者补充体力。

饮食小贴士： 猪瘦肉煲汤宜连汤带肉一起吃，不能只喝汤，不吃肉。猪瘦肉吃多了，和肥肉一样会增加患高脂血症、动脉粥样硬化等心血管疾病的风险，因此日常进食需适量。

注意事项： 湿热偏重、痰湿偏盛、舌苔厚腻之人少食。

营养成分表

每 100 克含量	
热量	646 千卡
蛋白质	14.9 克
脂肪	58.8 克
碳水化合物	19.1 克
磷	294 毫克

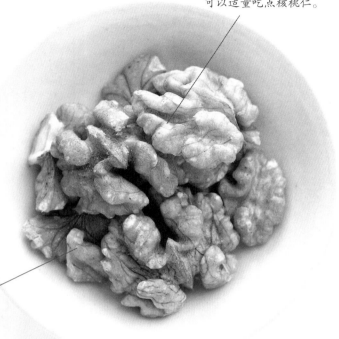

肠燥便秘的甲状腺癌患者可以适量吃点核桃仁。

核桃仁具有健胃、补血、润肺、养神等功效。

推荐食疗方

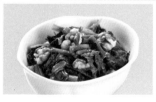

凉拌菠菜核桃仁

菠菜 200 克，核桃仁 3 颗，枸杞子、麻酱、盐、蚝油各适量。将菠菜洗净切段，焯水，待用；核桃仁掰碎，枸杞子洗净，倒在菠菜段上。用麻酱、蚝油、盐和适量水调成料汁，淋在菠菜核桃仁上，搅拌均匀即可。

养护甲状腺关键词： 不饱和脂肪酸　蛋白质　磷脂

核桃仁

推荐理由： 核桃仁含有丰富的蛋白质和不饱和脂肪酸，可以补虚强体、降低胆固醇，对肿瘤有一定的抑制作用。此外，核桃仁含有的丰富油脂、维生素 E 和磷脂等，可以为甲状腺癌术后身体虚弱者补充营养。

饮食小贴士： 核桃仁含有较多脂肪，多食会影响消化，所以不宜一次吃得太多，每天食用核桃 2~3 颗为宜。核桃仁尤其适合脑力劳动者和青少年、老年人食用。

注意事项： 腹泻、阴虚火旺者应少食核桃。痰热咳嗽、便溏腹泻、素有内火旺盛及痰湿重者均不宜食用核桃仁。

营养成分表

每100克含量	
热量	265 千卡
蛋白质	12.1 克
脂肪	1.5 克
碳水化合物	65.6 克

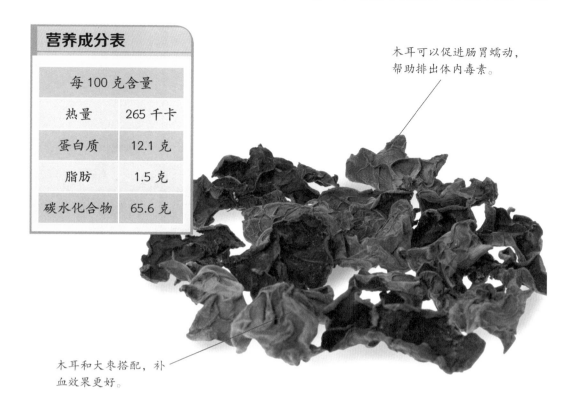

木耳可以促进肠胃蠕动，帮助排出体内毒素。

木耳和大枣搭配，补血效果更好。

推荐食疗方

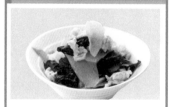

莴笋木耳炒蛋

莴笋半根，鸡蛋1个，干木耳、葱段、油、盐、蚝油各适量。莴笋去皮洗净切薄片；木耳泡发，撕成小朵；鸡蛋打散炒熟。油锅烧热，加葱段煸香，加入木耳和莴笋片翻炒，调入蚝油炒至快熟，再加入鸡蛋块、盐，翻炒均匀即可。

养护甲状腺关键词： 维生素 铁 膳食纤维

木耳（干）

推荐理由： 木耳富含多种维生素和矿物质等营养成分，特别是铁元素含量高，可有效防止缺铁性贫血。木耳含有的活性物质，能增强机体免疫力，经常食用能帮助甲状腺癌患者增强抗病能力。木耳中的膳食纤维有助于清理肠道垃圾。

饮食小贴士： 干木耳烹调前宜用温水泡发，泡发后仍然紧缩在一起的部分不宜吃。

注意事项： 出血性中风患者由于凝血功能较差，所以要慎食木耳。

营养成分表

每 100 克含量	
热量	44 千卡
蛋白质	0.5 克
脂肪	0.2 克
碳水化合物	10.3 克
维生素 C	25 毫克
铁	0.4 毫克

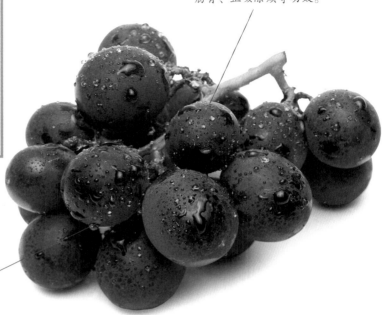

中医认为，葡萄有补气血、益肝肾、生津液、强筋骨、止咳除烦等功效。

血糖低时喝点葡萄汁可以有效缓解眩晕。

推荐食疗方

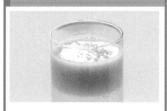

香蕉苹果葡萄汁

香蕉 1 根，苹果半个，葡萄 50 克，柠檬汁适量。苹果、葡萄分别洗净、去皮、去子；香蕉去皮。将香蕉、苹果切成小方块，和葡萄、柠檬汁、适量水一起放入榨汁机中榨成汁即可。

养护甲状腺关键词： 维生素 C 　花青素 　铁

葡萄

推荐理由： 葡萄中含有丰富的花青素、维生素 C 和维生素 P 等，可以滋补养人，对神经衰弱和过度疲劳均有补益作用。葡萄含有的特殊物质可以清除体内自由基，增强免疫力。葡萄含铁丰富，甲状腺癌术后贫血患者适量食用，有补血作用。

饮食小贴士： 清洗葡萄时在水里放两勺面粉或淀粉，这样可以有效清除葡萄表面的脏东西。

注意事项： 脾胃虚寒者不宜多食葡萄，多食容易泄泻。葡萄的含糖量高，所以糖尿病患者应少食葡萄。

营养成分表

每100克含量	
热量	131 千卡
蛋白质	13.1 克
脂肪	5 克
碳水化合物	10.5 克
维生素 C	27 毫克
铁	3.5 毫克

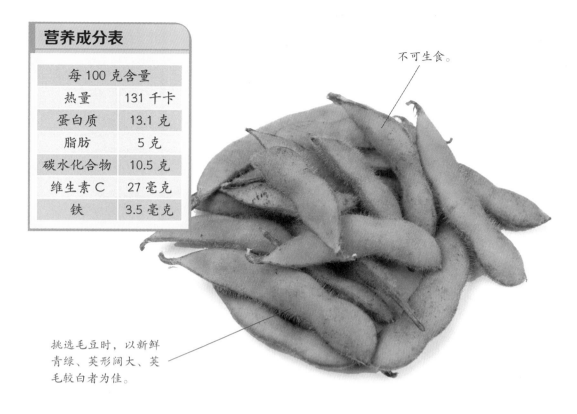

不可生食。

挑选毛豆时，以新鲜青绿、荚形阔大、荚毛较白者为佳。

推荐食疗方

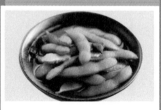

盐水毛豆

毛豆 50 克，八角、盐、姜片各适量。把毛豆冲洗干净，用剪刀剪去两边，这样容易入味。锅中放水烧开，加姜片、八角、盐、毛豆，小火煮至熟即可。

养护甲状腺关键词： 膳食纤维　镁　维生素 C　钾

毛豆

推荐理由： 毛豆中含有丰富的蛋白质、B 族维生素、膳食纤维和不饱和脂肪酸，有助于促进新陈代谢、增强身体的免疫力。毛豆的活性成分有助于清除自由基，调节体内雌激素，调节甲状腺激素分泌。毛豆含镁、钾、维生素 C，可以为人体补充所需要的矿物质，缓解甲状腺癌患者精神紧张、体力不济。

饮食小贴士： 煮毛豆时要想保持毛豆颜色不变黄，可以加一小撮盐。毛豆多吃可能引起腹胀、消化不良，所以要适量食用。

注意事项： 对毛豆过敏者和痛风急性发作者不宜食用。

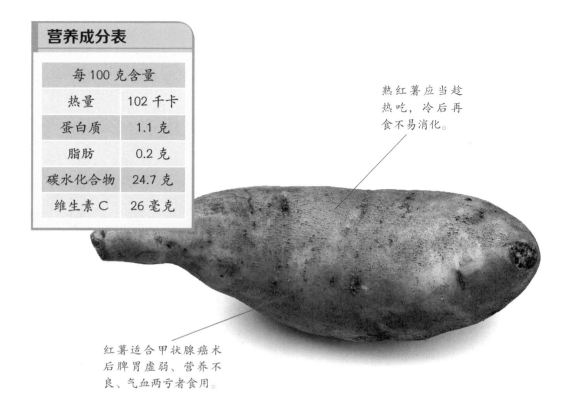

营养成分表	
每 100 克含量	
热量	102 千卡
蛋白质	1.1 克
脂肪	0.2 克
碳水化合物	24.7 克
维生素 C	26 毫克

熟红薯应当趁热吃，冷后再食不易消化。

红薯适合甲状腺癌术后脾胃虚弱、营养不良、气血两亏者食用。

推荐食疗方

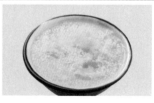

红薯小米粥

红薯 150 克，小米 60 克。红薯去皮，洗净，切块；小米淘洗干净，浸泡 4 小时。锅内放入小米、红薯块和适量水，大火煮沸转小火，熬煮成粥即可。

养护甲状腺关键词： 黏液蛋白　膳食纤维

红薯

推荐理由： 红薯中含有大量黏液蛋白、氨基酸、叶酸，可以增强免疫力，帮助甲状腺癌患者提高抗病能力。此外，红薯还含有丰富的膳食纤维，能促进肠胃蠕动，防止便秘。

饮食小贴士： 红薯一次不能吃太多，也不宜空腹食用，以免出现胃灼热、反酸或腹胀等腹部不适症状。红薯生食脆甜，熟食甘软，可偶尔当主食食用。

注意事项： 湿阻脾胃、气滞食积者应慎食红薯。

营养成分表

每100克含量	
热量	609 千卡
蛋白质	23.9 克
脂肪	49.9 克
碳水化合物	19.1 克
硒	1.2 微克

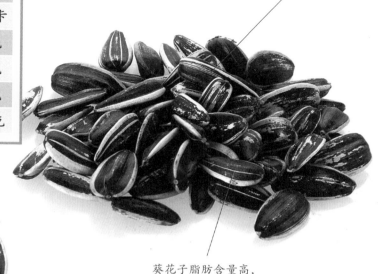

葵花子应密封储存在瓶子里或者纸袋中，以避免发霉。

葵花子脂肪含量高，血脂过高者需少食。

推荐食疗方

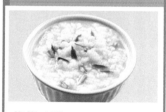

葵花子粥

大米 100 克，葵花子仁 20 克，盐适量。大米淘洗干净，用冷水浸泡 30 分钟，捞出，沥干水分。将葵花子仁和大米放入锅中，加适量水先用大火煮沸，再改用小火煮约 15 分钟，加入盐调味即可。

养护甲状腺关键词： 维生素 E 硒 不饱和脂肪酸

葵花子

推荐理由： 葵花子富含不饱和脂肪酸、维生素 E、B 族维生素、硒等多种营养物质，有助于缓解甲状腺癌患者常有的失眠、记忆力减退、神经衰弱等。

饮食小贴士： 葵花子富含蛋白质，所以在菜肴中加入葵花子可以提高营养价值，可以为沙拉、酱汁、菜肴和酸奶酪增添独特的酥脆口感。

注意事项： 葵花子吃太多会上火，导致口舌生疮，所以一次不可食用过多。

! 注意事项

恢复肩部、颈部肌肉功能的康复训练，要在术后1周开始，出院后至少坚持3个月以上。

甲状腺癌术后运动锻炼

因为甲状腺癌手术过程中会造成肌肉和神经的损伤，引起颈部运动障碍，所以术后进行颈部的康复运动，可以增强颈部肌肉的力量，增加颈部关节的灵活性，从而改善患者的生活质量。

颈部练习动作

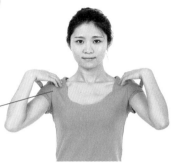

1 旋肩舒颈：双手置于两侧肩部，掌心向下，两臂先由后向前旋转20~30次，再由前向后旋转20~30次。

两臂先由后向前转，再由前向后转。

2 摇头晃脑：头向左前及右后方向旋转5次，然后再沿着相反的方向旋转5次。

头向左前及右后旋转。

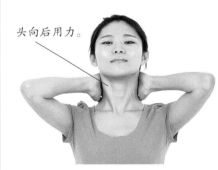

头向后用力。

3 头手相抗：将双手交叉紧贴颈后部位，双手向前用力，头颈则向后用力，互相抵抗5次。

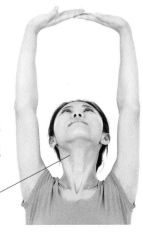

4 双手托天：将双手上举过头，掌心向上，仰视手背5~10秒钟。

仰视手背。

肩部锻炼动作

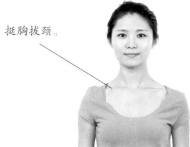

挺胸拔颈。

1 挺胸拔颈站直，头要保持正直，两臂置于身体两侧。

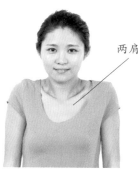

两肩向上耸起。

2 两肩同时尽量向上耸起让肩颈有酸胀感。

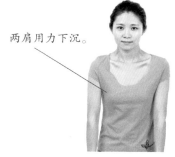

两肩用力下沉。

3 两肩耸起后，停留5秒左右，再将两肩用力下沉。

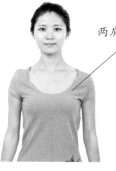

两肩向前转动。

4 保持头部不动，两肩向前转动5次。

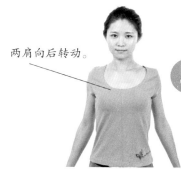

两肩向后转动。

5 保持头部不动，两肩向后转动5次。

经络穴位调养

甲状腺癌患者由于各种原因，一般身体比较虚弱，免疫力低下，艾灸神阙穴、足三里穴等穴位，可以提高甲状腺癌患者的免疫力。甲状腺癌患者放疗或化疗时可能会产生胃肠道反应，导致患者出现食欲不振、恶心呕吐等症状，可以艾灸中脘穴、胃俞穴等来缓解。

❶ 艾灸神阙穴

神阙穴就是肚脐，是强壮保健的要穴，甲状腺癌患者艾灸此穴可以增强机体免疫力和抗病能力。艾灸神阙穴时可取仰卧位，用艾盒灸 10~15 分钟，以局部感觉温热舒适为宜。

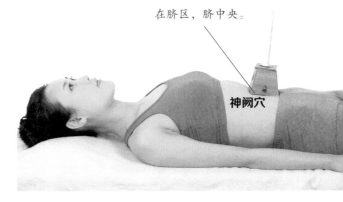

在脐区，脐中央。

神阙穴

足三里穴

在小腿外侧，犊鼻穴下 3 寸，犊鼻穴与解溪穴连线上。

❷ 艾灸足三里穴

足三里穴是胃经的合穴，甲状腺癌患者艾灸此穴能调整消化系统，使之功能旺盛，吸收营养，增加能量，对全身各系统都有强壮作用。取立位或坐位，用艾条温和灸腿部足三里穴 5~10 分钟，以局部感觉发热为度。

肚脐水平线与后正中线交点，按压有凹陷处即是。

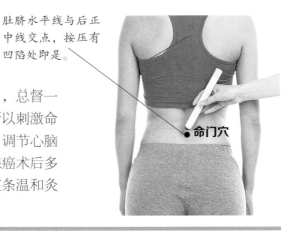

命门穴

❸ 艾灸命门穴

督脉被称为人体"阳脉之海"，总督一身之阳经，而命门穴归属于督脉，所以刺激命门穴，可以激发和增加体内的阳气，调节心脑血管和内分泌系统功能，缓解甲状腺癌术后多种不适症状。取站位或俯卧位，用艾条温和灸命门穴 10~15 分钟。

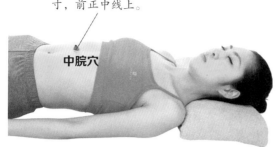

在上腹部，脐中上 4 寸，前正中线上。

中脘穴

④ 艾灸中脘穴

中脘穴是八会穴之腑会、胃之募穴，艾灸中脘穴有温经活络、散寒止痛、消瘀散结等作用，尤其适合虚寒体质的甲状腺癌患者。艾灸中脘穴宜采取仰卧位，隔姜灸 5~10 分钟。

⑤ 艾灸胃俞穴

胃俞穴有和胃健脾、理中降逆的功效，可以辅助治疗甲状腺癌患者术后由于胃肠功能虚弱引起的消化不良、胃脘痛、胃胀、食欲不振、呕吐等症状。艾灸时可取俯卧位，用艾条温和灸 10~15 分钟，灸时及灸后注意保暖。

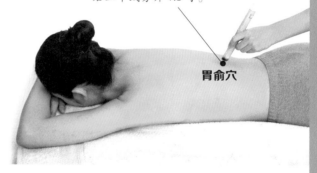

在脊柱区，第 12 胸椎棘突下，后正中线旁开 1.5 寸。

胃俞穴

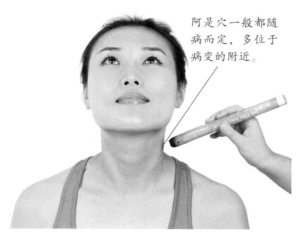

阿是穴一般都随病而定，多位于病变的附近。

⑥ 艾灸阿是穴

阿是穴一般是压痛点，也就是人们常所说的"有痛便是穴"，因此没有固定的位置。如果患者局部疼痛，可以对阿是穴进行艾灸，有助于缓解疼痛。

生活调养

尽量避免 X 射线照射

X 射线是导致甲状腺癌的重要因素，在日常生活中要注意避免照射，特别是儿童，要尽量避免头颈部 X 射线照射。有些人因为工作性质的原因，容易接触到 X 射线，得病后要尽量避免，以防加重病情。

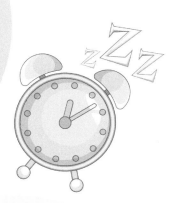

帮助患者调整心态，稳定情绪

甲状腺癌患者情绪常不稳定，通常性急、易怒、好发火、好激动，并常伴有焦虑、烦躁、恐惧等。对此，一方面要借助中西药物，帮助患者改善生理状态，包括内分泌状态，必要时也可用一些抗焦虑、抗抑郁类的精神药物；另一方面，要做好患者心理疏导，帮助患者稳定情绪，调整心态，这样对治疗有益。

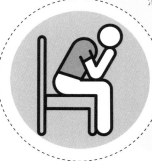

中医认为，本病与情志内伤、饮食、水土失宜以及体质密切相关；保持精神愉快，防止情志内伤，是预防本病发生的重要手段。生活中，应经常保持良好的心态，劳逸结合，心胸开阔，这样疗效才能好。

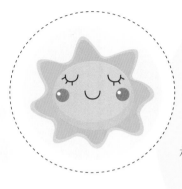

积极配合治疗

甲状腺癌患者一定要积极配合医生进行治疗，遵照医嘱调整生活中的细节，比如饮食调理、药物治疗等，要积极配合，不能吃的食物要忌口，药物不能随意增减，要谨遵医嘱。另外，甲状腺癌患者也要保持积极乐观的心态，很多人确诊之后心情会非常糟糕，情绪也很消极，这对疾病的治愈不利。与癌症的对抗不止是身体上的对抗，更是心理上的挑战，积极乐观的心态更有利于疾病的治愈。

养成健康的生活习惯

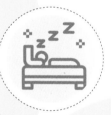

患有甲状腺癌的患者身体机能已经受到了损害，此时应更加注意健康的生活作息的重要性。采取健康的生活方式，起床、睡觉、吃饭、吃药都尽量按时按点，这样更有利于疾病的恢复。

远离病菌容易滋生的环境

患有癌症的患者往往身体虚弱，抵抗力差，所以应尽量待在空气清新、环境干净的地方，避免去环境污染严重、空气较差、容易感染的地方，比如人群密集的商场、电影院，这些地方人流量大，环境密闭，空气流通不畅，容易滋生病菌。

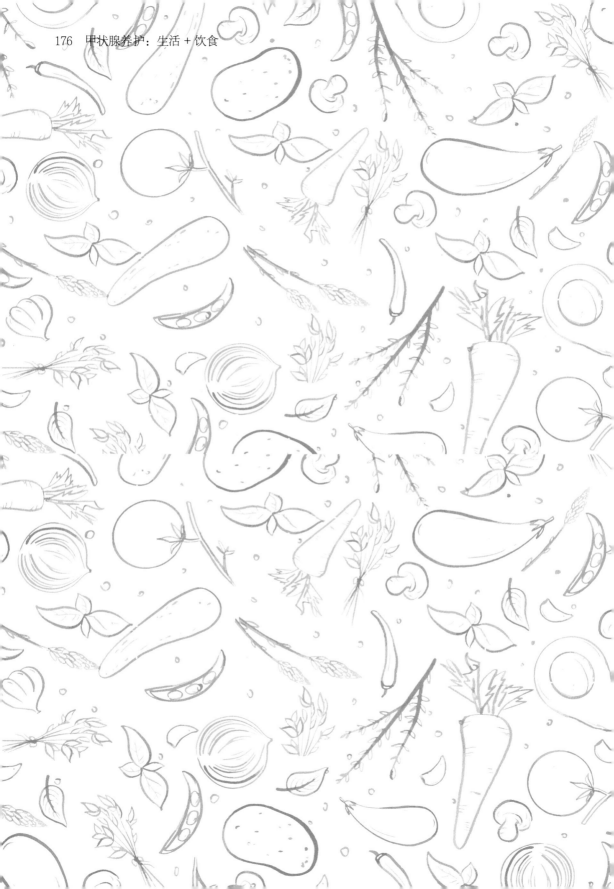